南京军区疾病预防控制中心 编

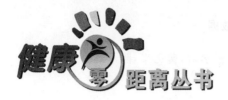

身体健康实用手册

主　编·张李蕾　曹勇平　陈永红

编　委·郑亦军　万秀敏　谭伟龙
　　　　周东明　丁凌云　刘彦民

苏州大学出版社

图书在版编目(CIP)数据

身体健康实用手册 / 张李蕾,曹勇平,陈永红主编. —苏州：苏州大学出版社,2015.9
(健康零距离丛书)
ISBN 978-7-5672-1427-9

Ⅰ.①身… Ⅱ.①张… ②曹… ③陈… Ⅲ.①保健－手册 Ⅳ.①R161－62

中国版本图书馆 CIP 数据核字(2015)第 164291 号

书　　名	身体健康实用手册
主　　编	张李蕾　曹勇平　陈永红
责任编辑	李寿春
出版发行	苏州大学出版社
社　　址	苏州市十梓街1号(邮编：215006)
印　　刷	苏州工业园区美柯乐制版印务有限责任公司
开　　本	850 mm×1 168 mm　1/32　印张：6.25　字数：140 千
版　　次	2015 年 9 月第 1 版
印　　次	2015 年 9 月第 1 次印刷
书　　号	ISBN 978-7-5672-1427-9
定　　价	16.00 元

《健康零距离》丛书编委会

主　审　方胜昔　李丙军
主　编　王长军　徐晓莉
副主编　潘新荣　卜　莹　曹勇平
编　委（按姓氏笔画排序）
　　　　卜　莹　王长军　毛应华
　　　　邓小昭　朱　进　杨　龙
　　　　李越希　吴文智　张锦海
　　　　陆年宏　郑亦军　姜志宽
　　　　徐晓莉　唐雨德　曹勇平
　　　　梁洪军　谭伟龙　谭维国
　　　　潘秀珍　潘新荣　魏德江
总策划　吴文智　姜志宽

目 录

引言　千万不要死于无知 /001

第一章　健康概述 /001

　　第一节　健康的定义与标准——目标明确,方向自然就不会错 /001

　　第二节　健康行为——良好的身体力行,铸就健康体魄 /004

　　第三节　走出亚健康——灰色地带还是早日撤离为好 /013

第二章　健康体检 /018

　　第一节　健康自评——做健康自我的第一监测哨 /019

　　第二节　体检指南——你不能不了解的体检知识 /024

第三章　常见病防治 /048

　　第一节　疾病常识——防患未然很重要 /049

　　第二节　异常防控——有了异常莫惊慌 /087

第四章　救治常识 /098

第一节　施救流程与禁忌——如果不懂必定会出大乱子 /098

第二节　常见急症急救措施——给生命多一份保障 /100

第三节　心肺复苏（CPR）——备不住会让你有大显身手的机会 /131

第四节　硝酸甘油制剂——心脏救护的天下第一奇药 /136

第五章　合理用药 /139

第一节　什么是合理用药——你不可不知的点点滴滴 /140

第二节　药不是越贵越好——只选对的不选贵的 /151

第三节　特殊人群用药——有了解总比无知的好 /154

第六章　野外生存 /158

第一节　野外常备药——有备才能无患 /158

第二节　常见病症——预知可能的不适 /159

第三节　水与食物——把握生命之源 /163

第四节　野外卫生——养成卫生习惯 /176

第五节　趋避野兽——遵守自然法则 /178

第六节　心理准备——做真心的英雄 /184

主要参考文献 /188

引 言

千万不要死于无知

人生有两样东西只有当失去时,才能认识到它的价值,一是青春,一是健康。青春也许终将逝去,而健康,如果你愿意,一定可以相伴终身。只要我们——

选择健康

健康是可以选择的吗?健康当然可以选择。老子说,我命在我不在天。我们选择了自己的行为,一切选择必然有结果,健康就是我们选择的结果。世界卫生组织对影响健康的诸多因素进行了研究,结论是:一个人的健康和寿命,60%取决于自己,15%取决于遗传,10%取决于社会因素,8%取决于医疗条件,7%取决于气候的影响。外因对健康的影响不超过40%,更多的60%取决于我们自己选择的生活方式。健康就掌握在我们自己手中!

承担健康

我们有病找医生,因为医生专业治病救人,但人们因此产生了一种错觉——医生应该为我的健康负责。实际上,除了你自己,没有人该为你的健康负责!这是一个勇于担当的时代,健康就是你要担当的责任之一。身体发肤受之父母,要对父母对家庭负责,时刻关注自己的健康;作为社会一员,你还要对社会负责,积极维护个体的健康。知道生命的珍贵,知道健康是个人的责任,勇敢地承担这份责任。为了健康,我们能做些什么?获得正确的答案之后,行动吧!

实践健康

"想法"决定"活法"。上面两点解决了思维方式的问题后,接下来的就是实践健康的生活方式。康复的过程始于生活方式的改变,随着健康思维的建立,健康的生活方式一定可以养成。

有专家把健康比作一辆行驶的汽车,撞到疾病了,就要松油门、踩刹车,把车停下来,然后掉头往回开,这是正确的做法。真正开车时是不会出现油门和刹车都踩住的情况的,可许多人开着自己"健康的汽车"遇到疾病的时候,却往往只踩刹车,而不松油门,仍旧把着方向盘往老路上跑。

接受医疗救治是被动的,实践健康的生活方式是主动的;医疗救治是医生对患者负责,实践健康是自己对自己负责;医疗救治是暂时做紧急的事情,实践健康是持续做重要的事情;医疗救治是逃避痛苦,实践健康是追求幸福。

亲爱的朋友,让我们一起来响应联合国"千万不要死于无知"的口号,学习健康的知识,学会健康地生活。执健康之手,与健康偕老!当青春终将逝去的时候,祝愿我们有健康相伴!

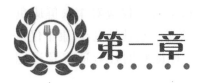

第一章

健康概述

曾有人用这样一组数字"10 000 000 000"来比喻人的一生,这里的"1"代表健康,而"1"后边的"0"分别代表生命中的事业、金钱、地位、权力、房子、车子、家庭、爱情、孩子等。一个人生活中拥有很多,是不是说明这个人非常成功呢?假如没有健康这个"1",后面的"0"再多对这个人也是没有意义的。失去了健康就失去了一切!曾有人说,权力是暂时的,财富是后人的,只有健康才是自己的!完美人生的三大标准是健康、财富、自由。请问各位朋友,你的身体健康吗?

第一节 健康的定义与标准

——目标明确,方向自然就不会错

一、健康的定义

20世纪中期以前,人们普遍认为"没有疾病就是健康"。

1946年世界卫生组织对健康的定义是:健康不仅是没

有疾病和衰弱现象,而且应是一种躯体上、精神上和社会上的完满状态。

20世纪末,人们意识到每个人不仅应对个人健康负责,同时还应对社会健康承担义务。这就是说:健康不仅指躯体健康、心理健康,还应具有良好的社会适应及道德健康。

躯体健康:指机体组织器官没有残缺,生理功能良好。

心理健康:人格完整,能正确认知社会,有较好的自控力,有明确的生活目标,不断进取。

社会适应良好:能适应复杂的环境变化,行为和心理活动为他人所理解和接受。

道德健康:能按社会认为规范的准则约束、支配自己的行为。

二、健康的标准

(一)世界卫生组织制定的健康标准

(1)有充沛的精力,能从容不迫地担负日常生活和繁重的工作,而且不感到过分紧张疲劳。

(2)处世乐观,态度积极,乐于承担责任,大事小事不挑剔。

(3)善于休息,睡眠良好。

(4)应变能力强,能适应外界环境各种变化。

(5)能抵抗一般感冒和传染病。

(6)体重适当,身体匀称,站立时,头、肩、臂位置协调。

(7)眼睛明亮,反应敏捷,眼睑不发炎。

(8)牙齿清洁,无龋齿,不疼痛,牙龈颜色正常,无出血。

(9) 头发有光泽,无头屑。

(10) 肌肉丰满,皮肤有弹性,走路轻松有力。

(二)"五快"(肌体健康)和"三良好"(精神健康)具体衡量标准

1. "五快"

(1) 吃得快:进餐时,有良好的食欲,不挑剔食物,并能很快吃完一顿饭。

(2) 便得快:一旦有便意,能很快排泄完大小便而且感觉良好。

(3) 睡得快:有睡意,上床后能很快入睡,且睡得好,醒后头脑清醒,精神饱满。

(4) 说得快:思维敏捷,口齿伶俐。

(5) 走得快:行走自如,步履轻盈。

2. "三良好"

(1) 良好的个性人格:情绪稳定,性格温和;意志坚强,感情丰富;胸怀坦荡,豁达乐观。

(2) 良好的处世能力:观察问题客观、现实,具有较好的自控能力,能适应复杂的社会环境。

(3) 良好的人际关系:助人为乐,与人为善,对人际关系充满热情。

(三)影响健康的因素

人的健康与外部环境(包括食物、空气、水、季节、气候等)紧密相关。同时,人的内心世界(思想、情趣、习惯等)也对健康有着重要影响。归纳起来,影响健康的因素有以下几点:

1. 生活方式和行为因素

生活方式和行为因素包括营养、风俗习惯、烟酒嗜好、滥用药物、职业危害、体育锻炼、精神紧张、交通工具等。

2. 环境因素

环境因素包括物理、化学、生物因素,以及社会政治、经济、文化、人口状况、环境保护等。

3. 卫生服务因素

卫生服务因素包括社会上的医疗、预防、康复设施和服务等。

4. 生物遗传因素

生物遗传因素包括遗传、机体成熟老化和机体内因等。

上述4个因素是相互依存的,其中环境对健康的影响最大,其次是生活方式和行为以及卫生服务,生物遗传因素虽占比例小,但一经发生疾病则致不可逆的终身伤残。预防这4个因素的不良作用已远非单纯应用生物医学方法所能解决的,还需注意致病的社会、心理因素。

第二节　健康行为
——良好的身体力行,铸就健康体魄

一、健康饮食——防止"用牙齿挖掘坟墓"

明代医药学家李时珍曾说过:"善食者养生,不善食者伤身。"前人并总结了"五谷为养,五畜为辅,五果为助,五菜为充"的科学饮食方法。汉代著名医学家张仲景也主张"饮食有节,起居有常,劳逸适应"。

现代社会随着富裕程度的提高,人们因不健康的饮食习惯等不正确生活方式导致的慢性非传染性疾病患病率正在逐年上升。世界卫生组织专家指出,因生活方式疾病而导致死亡的人数,目前在发达国家占总死亡人数的70%~80%。

如何科学膳食,让食物中的各种营养物质,通过人体的生理功能转化为热能,而对身体健康又不至于造成危害,这是我们共同渴望之事。

(一)吃什么——健康饮食守则

大自然给人类提供了丰富多彩的食物,各种食物所含的营养成分千差万别。怎样吃才能做到膳食平衡呢?中国营养学会为此提出了以下10条建议:

(1)食物多样,谷类为主,粗细搭配。
(2)多吃蔬菜、水果和薯类。
(3)每天吃奶类、大豆或其制品。
(4)常吃适量的鱼、禽、蛋和瘦肉。
(5)减少烹调油用量,吃清淡少盐膳食。
(6)食不过量,天天运动,保持健康体重。
(7)三餐分配要合理,零食要适当。
(8)每天足量饮水,合理选择饮料。
(9)如饮酒应限量。
(10)吃新鲜卫生的食物。

中国营养学会还向全民推出了"中国居民平衡膳食宝塔图"并加以文字详注(图1-1)。这是目前对中国人合理膳食最全面、最完善、最科学、最权威的诠释。

塔尖:油脂类,每天不超过25克。

第四层:奶类和豆类食物,每天应吃奶类及奶制品100克和豆类及豆制品50克。

第三层:鱼、禽、肉、蛋等动物性食物,每天应吃125~200克(鱼虾50克,畜、禽肉50~100克,蛋类25~50克)。

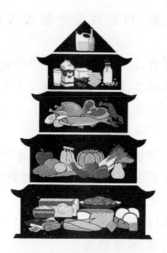

图 1-1　平衡膳食宝塔

第二层:蔬菜和水果,每天应吃 400~500 克和 100~200 克。

底层:谷类食物,每天应吃 300~500 克。

(二) 怎样吃——健康饮食要求

1. 饮食的顺序要合理

(1) 正确的进餐顺序应为:汤、青菜、饭、肉,半小时后水果。

(2) 如果进餐后立即吃水果,消化慢的淀粉蛋白质会阻塞消化快的水果。所有的食物一起搅和在胃里,水果在体内 36 ℃~37 ℃温度下,容易腐烂产生毒素,这就是身体病痛的原因之一。

(3) 如果饭后立即吃甜点,最大的害处是会中断、阻碍体内的消化过程,胃内食物容易腐烂,被细胞分解成酒精及醋一类的东西,产生胃气,形成肠胃疾病。

(4) 饭后喝汤的最大问题,则在于冲淡食物消化所需的胃酸。所以,吃饭时最忌一边吃饭、一边喝汤,或是以汤泡饭,或是吃过饭后,再来一大碗汤,这都容易阻碍正常消化。

2. 烹调方式要健康

有利于健康的烹调方式是要多采用蒸、煮、煨、拌的烹饪方法,而少用油炸和煎的方式。

3. 养成细嚼慢咽的习惯

(1)细嚼慢咽,让消化更充分,让食物中的各种营养素更加充足吸收。

(2)细嚼慢咽,让食物更安全。咀嚼的过程中,当食物与唾液一起混合,唾液便开始对一些毒物进行初步的解毒。

(3)细嚼慢咽,可预防口腔病。人们在吃饭时反复咀嚼可使口腔中分泌出充足的唾液,而唾液中的消化酶及免疫球蛋白不但有助于人体对食物的消化吸收,还有杀菌和预防口腔疾病的作用。

4. 节制饮食

关于饱食的危害,我国历代的医家和养生家都有大量的论述,如《本草纲目》云:"饱食不节,杀人顷刻。"《养生论》云:"饱生百病。"节制饮食可有效地预防肠胃疾病,经常饱食,可使胃肠处于超负荷状态,易发生消化不良、胃炎、肠炎、痔疮等疾病。节制饮食可预防肥胖,从而可以达到防治高血压、冠心病、脑血管病、高脂血症、糖尿病、胆囊炎及各类结石病的目的。

二、科学运动——警惕"坐以待毙"

"流水不腐,户枢不蠹","身怕不动,脑怕不用","机器不转要生锈,人不锻炼要减寿"。应该说大家对"生命在于运动"的道理都已熟知,但也有不少人确实很想锻炼,由于工作较忙,"长"的时间没有,"短"的时间又不用,平时根本谈不上锻炼。尤其是在大都市,生活节奏紧张,竞争激烈,人们整天忙碌于工作、学习、人际交往、家庭事务之中,并且交通工具发达,高楼林立,以交通工具代替走路,以电梯代步的现象已很普遍,很多人就忽略了运动对保持和促进健康的重要性。

（一）运动时间

从医学、保健学的角度看,清晨并不是锻炼身体的最佳时间,一天中运动的最佳时间是傍晚。

（二）有效体育锻炼

平均每周3次以上,每次30分钟以上。运动是一件应长期坚持、循序渐进的事情。

（三）有氧运动

有氧运动指人体内充分供氧情况下进行的体育运动。大群肌肉有节律运动都是有氧运动,如快走、慢跑、游泳、骑车、做健身操等。在这些运动过程中,主要由有氧代谢供应能量。有氧运动有利于降低血压,提高心肺功能,减少精神压力,保持和恢复正常体型。

（四）推荐运动项目

打网球、游泳、慢跑、跳舞、散步、打高尔夫球、打羽毛球、打太极拳、打乒乓球等。

三、良好睡眠——"不觅仙方觅睡方"

睡眠与人的健康息息相关,若要健康长寿,防病缠身,充足的睡眠非常关键。良好的睡眠对调节生理机能和维持神经系统的平衡起着重要作用。良好的睡眠是健康的基础,更是美好生活的基础。治疗失眠关键靠自己,先睡心,后睡身(目),心静自然眠。因此,世界各国都越来越重视解决睡眠问题,国际精神卫生组织将每年的3月21日定为"世界睡眠日",睡眠好已成为21世纪健康的标准之一。

(一)睡眠的时间

人的睡眠规律和习惯是后天形成的,受人们的生活方式、昼夜变化的影响。人的睡眠具有节律性,中午13:00、夜晚22:00~23:00,人感觉疲劳,体温下降、呼吸变慢,是身体各种功能处于最低潮的时间,选择这两个时段入睡为佳。

人的睡眠时间到底是多少为好,有的人认为每天6~7个小时,有人则认为睡5~6小时即可,甚至有人认为除了工作时间,其余时间想睡就睡。科学家调查显示,每天平均睡8小时的人寿命最长。根据中国人的特点,睡眠还是按照自身生物钟的规律顺其自然为佳,如无特殊情况,一般每天要睡7~9小时,且睡眠的质量必须保证。对睡眠是否充足的自我评价是早晨起床后有无疲劳感,精力是否充沛,能否心神专注地工作。

(二)睡眠的姿势

保健医学专家认为,双腿弯曲、右侧卧睡是人体最适宜的睡姿。这样既能使全身肌肉得到最大程度的松弛,又不至于压迫位居胸腔左侧的心脏,还可以帮助胃中食物向十二指肠输送。仰卧也是一种较好的睡姿,这种姿势身体接触床铺的面积最大,两手顺身体自然放下,容易使全身筋骨、肌肉舒展和放松。但肥胖的人平卧位容易舌头后坠,影响呼吸,发出鼾声,影响气体交换。

(三)睡眠的方向

研究证实,人的睡眠方向应头朝南脚朝北,即南北方向睡觉,容易睡得实,休息得好。这是因为地磁对人体有影响。地球的南极和北极之间有一个大的磁场,生活在地球上的人无时不受到地磁的影响。人长期顺着地磁的方向头南脚北睡眠,可使人体器官细胞在磁场中保持稳定。

（四）赖床不利健康

不少人喜欢睡懒觉,明明已经醒了,可还是躺在床上不起床。美国心脏病专家研究发现,每天睡眠10小时的人比睡7小时的人,因心脏病死亡的比例高1倍,因脑卒中而死亡的比例则高出3.5倍。这可能是因为睡眠时循环缓慢,心脑血管内容易产生血凝的原因。按人体生物钟要求,人必须按时睡觉与起床,当睡眠时间充足后,机体的生理调节与生理变化就会恢复到白天的水平。如果此时继续躺在床上,就会影响机体正常代谢功能的发挥,造成代谢功能紊乱,人反而头脑昏沉,全身酸软。

（五）午睡是个好习惯

午睡是个好的养生习惯,不论成人还是小孩,中午睡上1个小时对恢复体力都很有好处。但午睡不应放下碗筷倒头便睡,而应在餐后20~30分钟后,在心境平静中入睡。"二战"时期英国首相丘吉尔认为:午睡是第二次世界大战中非常了不起的"盟友"。他指出,午睡使他能把一天半的工作压缩在一天里完成。哪怕只有20分钟的午睡,也足以使人重新充满活力。

午睡可帮助消化,人体在睡眠中处于很高的合成代谢状态,消化液大量产生,代谢废物被血液快速地转运出去;午睡可使大脑从兴奋转向阻抑,有助于在下午工作时保持兴奋状态,全身心地投入工作。《睡眠的创造力》一书的作者指出,午睡使人的思想和情感更加敏锐,惯常午睡的人精力更充沛,更易解决复杂的数学问题,使技术操作完成得更出色,心境比午睡前更加轻松愉快。

(六)睡眠的注意事项

(1)睡前不宜饮用咖啡、浓茶、烟、酒。

(2)睡前不宜食用油性大、难消化的食物。

(3)睡前不宜进行激烈活动、娱乐游戏等。

(4)上床后要抛开一切杂念,静心休息,也可想一件令人高兴的事,想着想着,便不知不觉地入睡。

(5)睡前刷牙比早晨刷牙更重要,不仅可以清除口腔积物,并且有利于保护牙齿。

(6)睡前热水泡脚,是一种保健措施,有助于睡眠和健康。

(7)睡前可饮少量开水或牛奶,牛奶有镇静作用,饮水可以减少血液黏滞度,预防血栓。

(8)睡前梳头,可以疏通头部血液,起到改善头皮血液循环、减少脱发的作用。

(9)睡觉开窗,即使是冷天,临睡前也要开一会儿窗户,放进新鲜空气,排除室内污浊空气,确保睡眠质量。

(10)起床做"三个三分钟",即早上或半夜醒来不要马上起床,先在床上躺3分钟,再坐起来停3分钟,然后两腿下垂在床沿3分钟,尔后再起床或上厕所。特别是对中老年人,这"三个三分钟"能有效地避免因夜里睡眠引起的血流变慢、心率慢而导致的体位性低血压,改善脑缺血和因脑缺血造成的头晕、晕倒情状,避免因心肌和大脑缺血引起的心绞痛、心肌梗死、脑血管意外和意外伤害等。

四、平衡心理——"不如意时,处之泰然"

在现实生活中,不如意的事是经常发生的。如果不能泰然处之,很容易引起心理不平衡,导致身体和心理上的疾病。

美国心理卫生学会提出以下原则,对心理平衡有极大的帮助,具体有:

1. 偶尔屈服

一个做大事的人,处事总是从大处看,只有一些见识短浅的人才会向小处钻。因此,只要大前提不受影响,在小处有时也无须过分坚持,以减少自己的烦恼。

2. 暂时回避

在生活受到挫折时,应该暂时将烦恼放下,去做喜欢做的事情,如运动、睡眠、看电视等。等到心境平静时,再重新面对自己的难题。

3. 对自己不要苛求

要将自己的目标和要求定在力所能及的范围。

4. 对他人的期望不要过高

人人都会有错,对方也是普通之人,难免有错。

5. 选择做一件事

美国心理辅导专家乔奇博士发现,构成忧思、精神崩溃等疾病的主要原因,是因为患者面对很多急需处理的事情,心理压力太大。要减少心理负担,在一段时间内不应同时进行一件以上的事情,以免弄得心力俱疲。

6. 为他人做点好事

帮助他人是对自己的认可,可得到他人的尊敬,更能赢得友谊,从而使自己有一种好的心情。

7. 表示善意

经常被人排斥是因为人家有戒心。如果在适当的时候表现自己的善意,多交朋友,少树对手,心情自然会变得平静。

8. 向朋友倾吐烦恼

如果心情不畅,不要埋藏于心底,否则会使自己烦恼、沮丧。应该向朋友、可信赖的领导诉说,这样会使心情舒畅起来。

9. 善于疏导激怒情绪

激怒情绪会给自己带来不利,又会伤及他人,因此,应善于疏导激怒情绪。疏导激怒时要注意场合与环境,但也不能强制压抑。

10. 娱乐

娱乐是消除心理压力的最好办法。娱乐的方式不大重要,重要的是要让心情舒畅。

许多人也许认为这些原则十分普通,请问,你做到了几条?正所谓"知而不行,等于不知",只要实行,必然获益。

第三节 走出亚健康
——灰色地带还是早日撤离为好

一、亚健康的定义

世界卫生组织将机体无器质性病变,但是有一些功能改变的状态称为"第三状态",我国称为"亚健康状态"。亚健康即指非病非健康状态,这是一类次等健康状态,是介于健康与疾病之间的状态,故又有"次健康""第三状态""中间状态""游离(移)状态""灰色状态"等称谓,实际上就是人们常说的"慢性疲劳综合征"。因为其表现复杂多样,国际上还没有一个具体的标准化诊断参数。由于都市生活的不良饮食、生活习惯、环境污染,导致体内酵素大量缺失,体内毒素沉积,从而影响到肌体健康(图1-2)。

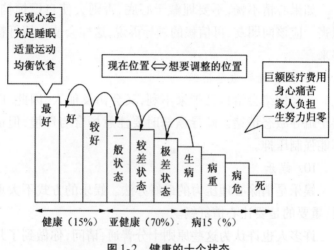

图1-2 健康的十个状态

二、亚健康的表现与起因

(一)亚健康的表现

亚健康的表现,包括疲乏无力、精神不振、焦虑不安、易激怒、头痛、失眠、胸痛、胃纳不佳、懒散、注意力不集中、记忆力减退、理解判断能力降低、社交障碍及性障碍等。亚健康人普遍免疫功能低下,容易罹患各种疾病。亚健康既是疾病的先导,也是早衰的先兆。世界卫生组织指出亚健康是21世纪威胁人类的"头号杀手"。

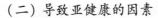

(二) 导致亚健康的因素

1. 饮食不合理

当机体摄入热量过多或营养贫乏时,都可导致机体失调。过量吸烟、酗酒、睡眠不足、缺少运动、情绪低落、心理障碍以及大气污染、长期接触有毒物品等,也可出现这种状态。

2. 休息不足,特别是睡眠不足

现代社会,起居无规律、作息不正常已经成为常见现象。对于青少年,由于影视、网络、游戏、跳舞、打牌、麻将等娱乐,以及备考"开夜车"等,常打乱生活规律。成人有时候也会因为娱乐(如打牌、麻将)等而影响到休息。

3. 过度紧张,压力太大

白领精英人士生活和工作中承受着很大压力,身体运动不足,体力透支。

4. 长久的不良情绪影响

部分年轻人对挫折失败承受能力差,一旦学习、工作、事业、感情等方面受到挫折,就易产生自卑、焦虑、烦躁情绪,长期不得舒解,逐渐发展到亚健康状态。

(三) 亚健康的预防与治疗

1. 均衡营养

没有任何一种食物能全面包含人体所需的营养。因此,要吃山珍海味、喝牛奶,更要吃粗粮、杂粮、蔬菜、水果,这样才符合科学合理均衡营养观念。饮食合理,疾病必少发生。

2. 保障睡眠

睡眠和每个人的身体健康密切相关。专家研究,睡眠应占人类生活 1/3 左右的时间。而当今因工作或娱乐造成的睡眠不足已成为影响健康最普遍而严重的问题,值得引起高度警觉。

3. 善待压力

人之所以感到疲劳,首先是情绪使人的身体紧张,因此要学会放松,让自我从紧张疲劳中解脱出来。要确立切实可行的目标定向,切忌由于自我的期望值过高无法实现而导致心理压力。人在社会上生存,难免有很多烦恼和曲折,必须学会应付各种挑战,通过心理调节维护心理平衡。

4. 培养兴趣

兴趣爱好可以增加你的活力和情趣,使生活更加充实,生机勃勃,丰富多彩。健康有益的文化娱乐体育活动,不仅可以修身养性,陶冶情操,而且能够辅助治疗一些心理疾病,防止亚健康的转化。

5. 户外活动

现代高度发达的物质文化生活,使一些人在室内有空调、电视、电脑,出门坐汽车,从而远离阳光和新鲜空气,经常处于萎靡不振、忧郁烦闷状态。因此,如果每天抽出半小时至一小时,远离喧嚣的城市,到郊外进行光照,呼吸负氧离子浓度较高的新鲜空气,则对调节神经系统大为有益。

6. 饮食有度

暴饮暴食能引起肥胖、胃病、肠道疾病等,是身体亚健康一个比较重要的起因。拒绝暴饮暴食,规律饮食,肠胃各机能才能正常运转,营养均衡。

7. 合理安排工作

要善于把工作切块,善于把握时间,然后排序,并逐个完成,做到时间安排合理,今日事今日毕。这样不仅能提升效率,减轻心理压力,而且能增加成就感。

8. 运动预防

亚健康对于现在缺乏运动的上班族来说是最为普遍的一种健康状态。女性体质差主要表现在两个方面：

● 心肺功能较弱，脉搏频率达不到正常值。

● 身体柔韧性较差。后果之一就是导致虚胖，影响身体的灵敏度和协调性。

在为自己身体状况担忧的同时，许多女性却抱怨平时太忙，没有时间健身。专家表示，女性朋友可以采取一些可随时随地进行的简易健身方法。逛街，这个最受女性欢迎的消闲方式，是很好的有氧运动。女性逛街少则一两个小时，多则三四个小时，这样不停地走动可增加腿部力量，消耗体内大部分热量，达到健身效果。

9. 预防亚健康的10字方针

"平心"，即平衡心理、平静心态、平稳情绪。

"减压"，即适时缓解过度紧张和压力。

"顺钟"，即顺应好生物钟，调整好休息和睡眠。

"增免"，通过有氧代谢运动等增强自身免疫力。

"改良"，即通过改变不良生活方式和习惯，从源头上堵住亚健康状态发生。

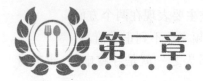

健康体检

从预防医学角度讲,所有健康人群至少应每年参加一次健康体检。尤其是35岁以上的人更应每年进行一次健康体检。这样做的好处是及时消除健康隐患,有助于重症疾病的防治。

健康体检,通常简称为体检,属于预防医学的范畴。医学界把对慢性病、常见病的预防分成3个阶段:

第一阶段是健康促进,即在疾病没有出现之前,就关注健康。

第二阶段是早期发现,立即治疗。

第三阶段是康复及预防再复发。

体检,是健康促进的开始,属于一级预防,是预防医学中的上乘。我们通常进行的定期体检,是涵盖全身多种器官和多种功能的全面性筛检,是针对主要疾病所规划的一套体检项目,故习惯称之为全身体检或完整体检。完整的体检,从检查手段来说,分为三部分,即病史询问、仪器检查和医生检查。这三部分缺一不可。

第二章 健康体检

第一节 健康自评
——做健康自我的第一监测哨

对身体器官、脏器发生的病变,可以通过先进的科技手段及精密仪器设备进行检查,并经过专科医师的诊断而发现。但在日常生活中,自身状况是否正常,从外表和感官上多半是自己可以感觉到的。应通过自测自评及时发现异常和危险信号,以便有针对性地进行自我调理。有下列不正常征兆时,应及时就诊。

(一) 体温

正常人在静卧情况下,体温一般在 36.3 ℃ ~ 37.2 ℃,每日变化不超过 1 ℃。

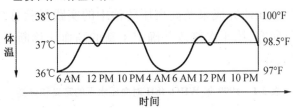

图 2-1 正常人不同时间体温变化图

(二) 脉搏

平静时,男性 60 ~ 80 次/分,女性 70 ~ 90 次/分,新生儿 130 次/分左右,3 岁以前 100 次/分左右,5 岁之后接近成人。搏动有力,有弹性感,幅度相似,节律规整,与心跳一致,可随体力活动或情绪激动而加快至 100 ~ 150 次/分,休息或平静后恢复正常。一般不少于 60 次/分,不多于 100 次/分。

(三) 呼吸

平静时,成年人呼吸频率 16~20 次/分,不少于 10 次/分或多于 24 次/分,强弱均匀,节律规整,呼吸与心跳之比为 1∶4。

(四) 血压

血压又称动脉压,是血液在血管内流动时对血管壁所产生的压力。心室收缩时动脉内压力最高,称收缩压;心室舒张时血压逐渐下降到一定程度,称舒张压。收缩压与舒张压往复交替。收缩压与舒张压之差称为脉压差。血压单位用千帕(kPa)或毫米汞柱(mmHg)表示。1 mmHg = 0.133kPa,1kPa = 7.5 mmHg。

1993 年,世界卫生组织(WHO)已规定高血压的标准为:收缩压≥140 毫米汞柱(18.7 千帕)和(或)舒张压≥90 毫米汞柱(12.0 千帕)。1999 年,世界卫生组织根据全球范围的高血压研究成果及高血压防治中的实践经验总结,经过反复研究,第 4 次修改并确定了新的高血压诊断分级标准,见表 2-1。

表 2-1　1999 年 WHO/ISH 对血压水平的定义和分类

	收缩压(mmHg)	舒张压(mmHg)
理想血压	<120	<80
正常血压	<130	<85
正常高限血压	130~139	85~89
1 级高血压(轻度)	140~159	90~99
亚组:临界高血压	140~149	90~94
2 级高血压(中度)	160~179	100~109

续表

	收缩压(mmHg)	舒张压(mmHg)
3级高血压(重度)	≥180	≥110
单纯性收缩期高血压	≥140	<90
亚组:临界收缩期高血压	140~149	<90

注:当一个受检者的收缩压和舒张压处在不同的类别时,取较高一个类别。

(五) 大便

基本定时,每日1~2次,颜色正常。当连续3天以上不大便或1天内(24小时)有4次以上时,大便中混杂血液、黏液或腹泻不止,黏稠状并带有沥青样黑色,大便呈白色,长期便秘时,应去医院就诊。

(六) 尿量

正常情况一昼夜的尿量一般在1 500毫升左右,当连续3天每日尿量多于2 500毫升或1天内尿量少于500毫升都是不正常的。

(七) 体重

基本稳定,1个月内增、减不超过4千克。过胖易患高血压、糖尿病、痛风等。消瘦多由结核、恶性肿瘤、甲状腺功能亢进等引起。

(八) 食欲

每日的进食量一般在1~1.5千克。当连续1周平均进食超过或少于正常进食量的20%时,应及时关注。

(九) 月经

成年女性月经周期在28天左右,提前或推后15天以上时以及经量过多、过少,颜色过淡、过浓,阴道不规则出血、分泌物多,会阴瘙痒,腹部包块、腹痛,应去妇科就诊。

(女性保健"三注意、三慎":注意每天清洗外阴、更换内裤,注意每月经期卫生、自查乳腺。已婚者注意每年的妇科检查;慎做流产,慎做剖宫产,慎用雌激素。)

(十)不育

正常成年男女结婚后,未避孕3年内不育时,应去医院检查。

(十一)起居

有规律,与自身的生物节奏相吻合,每日应睡6~8小时,不足4小时或超过15小时都严重损害健康。

(十二)疼痛

疼痛是疾病的报警器,当人体组织器官有病变,可引起疼痛。在诊断未明确之前切忌乱用止痛药,或忍而不就医。

(十三)腹痛

患胃炎、胃及十二指肠溃疡、胃穿孔、阑尾炎、胆囊结石、胆囊炎、胰腺炎、肠梗阻等急腹症疼痛剧烈,或以往有胃及十二指肠溃疡的腹痛从有规律逐渐变为无规律时,应及时就医。

(十四)头痛

头痛经常性发生时,应注意是否有高血压动脉硬化、脑供血不足、脑梗死或脑出血。高度警惕是否有颅内肿瘤。

(十五)痛觉

有一侧身体感觉不到疼痛,或针扎时疼得不如另一侧明显时,多有神经系统疾病。

(十六)视力

日常应关注视力有无疲劳、下降,眼内有无分泌物和出血。注意双眼看前方时能否看见两侧的景物,视野的缺损有时是颅内肿瘤的早期表现之一。

（十七）听力

注意有无耳鸣或耳聋。突然发作的耳聋和天旋地转感尤其要注意，多为椎-基底动脉缺血所致。

（十八）颜面

睡醒后发现口、眼歪斜，说话不清时，应速去医院就诊。

（十九）淋巴结

在颌下、颈部、锁骨上窝、腋下和腹股沟处分布着大量淋巴结。当局部有外伤感染时，淋巴结多有肿大、疼痛。当有新长出的无痛性肿大淋巴结时，应及时就医，排除恶性肿瘤淋巴结转移的可能。

（二十）乳腺

女性应定期检查乳腺有无肿块，最好经常自我检查，遇乳腺内有异常无痛性肿物和乳头下陷、溢液、表皮破溃等乳腺癌特征性表现时，应及时检查确诊。此外，男性也有发生乳腺癌的可能。

（二十一）呼吸系统

患慢性肺部疾病的人要警惕嘴唇发紫、气喘，要观察咳痰的性状、颜色，尤其应注意痰中是否混有血丝。痰中带血时尤应警惕鼻咽癌及肺癌。

（二十二）循环系统

根据各自情况，应定期测量血压、脉搏。高血压患者在家中最好自备血压计，定期测量，适时调整服用降压药的剂量，将血压控制在理想水平。有心脏病的人要经常自摸腕部脉搏，或让亲友用听诊器或将耳贴在左胸乳头处，测每分钟心跳的次数、频率是否规则（应规律、整齐、无杂音），每分钟内有无停跳现象。

(二十三) 泌尿系统

注意排尿的次数,有无特殊气味,尿的颜色是否改变,排尿有无尿频、尿急、尿痛、排尿不畅、尿线变细或肉眼血尿等。如出现无疼性肉眼血尿,应进一步检查,以排除肾脏、膀胱肿瘤可能。当血尿伴有腰部绞痛或小便疼痛时,应注意是否有肾或输尿管结石存在的可能。

(二十四) 生殖系统

男性一侧睾丸不对称、肿大,精液中带血,或阴茎、龟头上有溃疡等时,应及时检查、治疗。女性经期外、停经后有阴道流血或异常分泌物,应警惕生殖系统有肿瘤的发生。

(二十五) 骨、关节

应注意骨、关节出现肿胀、疼痛、畸形、活动不灵活等情形。

(二十六) 神经系统

主要观察有无头晕、头痛、恶心、呕吐、视力障碍、肢体感觉障碍和活动受限等;如有阵发性头晕、眼花、耳鸣、跌倒、突然说不出话,要注意脑梗死的发生;如有渐进性的行走困难,下肢活动不灵活,大、小便失禁,应注意有无神经系统的肿瘤。

第二节 体检指南
——你不能不了解的体检知识

一、查前准备

为使健康体检结果准确、真实,在体检前应注意以下事项:

（1）检查日前3天至1周内,按时休息,避免过劳、精神亢奋或萎靡不振;勿吃过于油腻、高蛋白饮食,避免大量饮酒;检查前1~2天清洁个人卫生,如洗澡、换衣、剪指甲等。受检前禁食至少6~8小时。做脑电图检查者,检查前1天应洗头,不使用任何发油。

（2）高血压、糖尿病、心脏病等慢性病患者,应将平时服用的药物携带备用。高血压患者查体前应照常服药,并在按常规服药后再测血压,服少量降压药物对检验结果影响轻微,可忽略不计。糖尿病患者或其他慢性病患者,应在采血后及时服药,切不可因查体而干扰正常治疗。

（3）应在早7:30至8:30抽空腹血,最迟不宜超过9:00。乙肝5项(两对半)、肝功能、肾功能、血糖、血脂等各项正常值,是将正常人的空腹血所测得的数值用统计学方法处理后求得的,采血太晚易受体内生理性内分泌激素的影响,使检验值失真,虽仍为空腹,但已不能反映真实的空腹状态的正常值。

（4）采集尿液应取中段尿液,目的是避免前段尿液受尿道前端及女性阴部分泌异物影响。此外,女性最好于月经结束3天之后,再做尿液检查。

（5）怀孕或可能已受孕的女性,应事先告知医护人员,勿做带有放射线(X线摄片、CT、核磁共振等)的检查及妇科内诊检查。

（6）忌随意舍弃检查项目。体检设定的检查项目,既有反映身体健康状况的基本项目,也包括针对一些常见和特殊疾病的检查项目,对早期发现疾病有重要的作用。例如,肛门指诊检查对发现受检者的直肠肿瘤有特殊意义,但有一些受检者因怕麻烦或害羞而放弃该项目的检查,若受检者直肠真有病变,就失去了最佳治疗时机,自然也就失去了健康体检的目的和意义。

(7)不忽略重要病史。重要病史对评定受检者健康状况有重要参考意义。有的受检者抱有不正确的想法:一是"考核"一下体检医师的水平;二是病只能靠检查出来,不能说出来。殊不知这样做的结果,往往是事与愿违。如医师在对患有高血压者进行治疗指导前,首先要搞清患高血压的时间、治疗过程、用药情况等,才能提出进一步治疗的意见和方案。所以,重要病史不要忽略,而应主动、详尽、准确、客观地陈述。

(8)体检当天穿宽松、休闲衣物,勿穿带有扣子或金属饰物的内衣。勿携带贵重物品及饰品。戴隐形眼镜者,应改外戴眼镜受检,否则无法测试眼压。

(9)不要忽视体检结论。体检结论是医师根据各项检查后,经过综合分析,对受检者健康状况做出的概括总结和开出的保健处方,对受检者及时纠正不良生活习惯、预防和治疗各种疾病有着重要的指导意义。有不少受检者对体检过程较为重视,而对体检后按保健处方和以此为基础建立个人健康档案重视不够,将体检报告随意放置、扔掉,这样做不利于对异常情况变化的连续跟踪观察。

二、各项检查注意事项

(一)血压测量检查

(1)选择符合标准的水银柱式血压计或符合国际标准(BHS 或 AAMI)的电子血压计进行测量,不使用腕式血压计测量。

(2)袖带的大小适合患者上臂臂围,至少覆盖上臂臂长的三分之二。

(3) 被测量者至少安静休息5分钟。

(4) 被测量者取坐位,裸露出右上臂,使血压计、上臂与心脏同在一水平位置。如果怀疑有外周血管病,首次就诊时应测量四肢血压。老年人、患糖尿病者及有体位性低血压情况者,应加测站立位血压。

(5) 将袖带紧贴皮肤缚在被测者上臂,袖带下缘应在肘弯上2.5厘米,听诊器胸件置于肘窝肱动脉处。

(6) 在放气过程中仔细听取、记录柯氏音第Ⅰ时相(第Ⅰ音)和第Ⅴ时相(消失音)水银柱凸面的垂直高度,记作收缩压、舒张压。小于12岁儿童、妊娠妇女,以及严重贫血、甲状腺功能亢进、主动脉瓣关闭不全及柯氏音不消失者,以柯氏音第Ⅳ时相(变音)作为舒张压读数。

(7) 需重复测量时,应间隔1~2分钟后再重复测量,取两次读数的平均值记录。

(二) 血常规检查

检查前应避免跑步、骑自行车、爬楼梯等剧烈运动,休息15分钟后采血,冬季应注意保持血液循环通畅。检查前尽量避免服用解热镇痛、抗风湿、抗抑郁、抗感染、抗糖尿病、抗心律失常等药物,如必须服用,分析检查结果时应考虑药物的可能影响。采静脉血时,止血带压迫时间不宜超过1分钟。

(三) 尿常规检查

尿液标本采集前,应避免跑步等剧烈运动,应在休息15分钟后采集。在标本采集之前,应用肥皂洗手,清洁尿道口及其周围皮肤。采集标本时应避免月经血及阴道分泌物、精液或前列腺液、粪便、清洁剂等各种物质的污染;不能从尿布或便池内采集尿液标本。

（四）尿细菌学检查

尿液标本收集必须遵循严格的无菌操作，盛尿液容器无菌，取中段尿液。做尿培养前2天，最好不使用任何抗生素，留取前应清洗尿道外口或外阴。

（五）大便常规、潜血检查

大便标本应避免混有月经血、尿液、消毒剂及污水等各种物质，避免破坏有形成分，使病原微生物死亡和污染腐生性原虫或寄生虫。存放大便标本的塑料容器需保持清洁、干燥，以免影响检查结果。宜多点采集粪便标本。检查前2天内勿食含有动物血的食物，否则，可致大便潜血试验假阳性。

（六）宫颈、阴道细胞学检查

检查前在外阴和阴道内应避免使用任何冲洗液、药膏、药栓等，避免性生活，月经期不宜做宫颈涂片检查。

（七）普通心电图检查

被检查者在检查前应先安静休息10分钟，避免精神、肢体紧张引起的肌电活动干扰。单次描记的常规心电图不能完全反映一个人的全部心电活动。

（八）动态心电图检查

动态心电图属于长时间记录的心电图，可在自然负荷状态下连续记录24小时或更长时间的心电活动，是用来评估心脏活动的一种检测方法。被检查者在检查前应清洁胸部皮肤，由于动态心电图需记录24小时，其间被检查者最好记录生活日志，按时间记录活动状态及症状，以供医师参考。被检查者的体位、活动、情绪、睡眠等因素均可能对记录产生影响，有时在生理和病理之间难以判出明确的分界线。为避免外界信号的干扰,在带机时间内不宜使用手机,尽量避免上肢高举。

(九)心电图运动负荷试验检查

心电图运动负荷试验是一种通过运动增加心脏负荷,发现早期或不典型冠心病的检测方法。因其方法简便、实用、安全、无创伤,一直被公认是一项重要的临床心血管病检测手段。检查前3天遵医嘱停用相关减慢心率的药物。

(十)胃镜检查

1. 准备及注意事项

检查前1天晚餐后禁食,检查当日晨空腹。患者如有幽门梗阻等影响排空的疾病,应禁食1~2天,并予以洗胃,排空胃内存积食物。告知医师X线检查结果及以往内镜检查情况和有否普鲁卡因等药物过敏史,有义齿者在术前应取下活动义齿。老年人慎用镇静剂。青光眼、前列腺增生等患者,应尽量避免使用解痉剂。咽部局麻后2小时内应禁食、禁水,避免因会咽功能未恢复,使食物和水误入气管,引起咳嗽,甚至导致吸入性肺炎。

2. 注意并发症

一般此项检查安全性较高,并发症的发生率不超过0.2%。并发症主要包括出血、穿孔、喉头痉挛、癔症、心脏骤停、心律紊乱、术后感染及麻醉意外等,老年患者易发生吸入性肺炎。在准备充分的情况下,患者对检查有较好的耐受性,但对患有多脏器疾病的患者,尤其是有严重的心、脑、肺等疾病同时存在的患者,其并发症的发生率相对较高。所以在检查时要特别慎重,并要重视预防。

术后必须在完全清醒时,征得检查医师同意后,由亲友陪护离开内镜室;未行特殊治疗者在术后2小时可进温软食物；在12小时内不得饮酒；在24小时内不得开车和操作其他机械，不进行精算和逻辑分析推理性工作。

（十一）肠镜检查

（1）检查前1天可进软食，检查当天上午需禁食。

（2）检查前1天晚或检查当天早晨需服泻药清洁肠道，服药后需注意多饮水，以防肠道清洁不良和因腹泻引起虚脱。泻药的使用方法、剂量、时间应严格按检查单位的要求实施。

（3）如有腹部手术、药物过敏史，严重心、肝、哮喘、癫痫等疾病的患者，在检查前应向检查医师报告。在月经期不适宜做肠镜检查。

（4）在检查过程中如有轻微腹胀、腹痛，过度不适应及时向检查者报告。

（十二）腹部B型超声（B超）检查

（1）检查前3天最好禁食一切发酵食物（如豆类、牛奶等）。前1天晚餐食素食，当天晨禁食、禁水。

（2）做膀胱、前列腺、妇科检查前4小时不排小便，以利膀胱充盈，便于检查。

（3）复诊检查，应将以前的检查报告单带上，以便对照。

（十三）腹部CT检查

检查前1周内不服含重金属的药物，不做胃肠钡剂检查，需做增强扫描者，应提前做好碘过敏试验，检查前4~6小时禁食。检查前列腺、子宫、膀胱时，需憋中等量以上尿液使膀胱充盈，使之与周围脏器分界清楚，便于观察诊断。

(十四) 甲状腺摄碘率测定检查

甲状腺摄碘率测定检查又称单光子计算机断层扫描(SPECT)、正电子发生器(PET-CT)检查。

检查前严格禁碘4~6周(禁食海产品);停用影响甲状腺功能的药物;慎用中药;近期接受过CT或血管造影剂者不宜检查;检查当日早晨禁食。

(十五) 核磁共振(MRI)检查

(1) 心脏、血管安有起搏器、金属夹、眼球内有金属及体内其他铁质异物者禁做此项检查,置有金属避孕环者不能做盆腔及腰骶部的检查。

(2) 检查当天不穿带有金属纽扣、拉链的衣裤。

(3) 复诊检查应将过去做的CT、B超、血管造影及X线检查等有参考价值的号码、原片、报告单带上,以便需要对照时使用。

(4) 进扫描室检查前不将随身携带的金属物品如钥匙、手表、发卡、首饰、硬币、小刀、金属腰带扣、活动义齿、假肢及磁性记录卡、磁卡带进检查室。

(5) 检查者属年老体弱或儿童,应有家属陪同。危重患者及在检查中可能发生危险者,主管医师应准备相应药物和器械,并到现场协助。

(6) 做肝、胆、胰、脾、肾等上腹部检查时,在检查前4小时应禁食。需做盆腔检查者,在检查前需憋尿。

三、检验报告判读

(一) 乙肝两对半检查

乙肝两对半检查的意义见表2-2。

表2-2　乙肝两对半检查

英文缩写	中文名称	正常值	临床意义
HBsAg	乙肝表面抗原	阴性	阳性:提示有乙肝病毒感染存在,见于乙肝急性期、迁延期、慢性肝炎活动期,亦可见于无症状的慢性HBsAg携带者,具有一定的传染性
抗-HBs	乙肝表面抗体	阴性/阳性	阳性:是一种保护性抗体,见于乙肝病毒感染和注射乙肝疫苗后,具有预防乙肝病毒感染的作用,阴性者需注射乙肝疫苗
HBeAg	乙肝e抗原	阴性	阳性:见于乙肝活动期,此时期乙肝病毒复制活跃,具有较强的传染性
抗-HBe	乙肝e抗体	阴性	阳性:表明过去曾有过乙肝感染史,不是保护性抗体,见于慢性乙肝、肝硬化
抗-HBc	乙肝核心抗体	阴性	阳性:表示过去曾有过乙肝感染史,亦是乙肝病毒感染的重要指标,不是保护性抗体,对再感染无预防作用

在"乙肝两对半"的检查结果中,常出现以下情况。为便于理解,在此将检查结果的意义分述如下:

"乙肝两对半"包括:① 乙肝表面抗原(HBsAg);② 乙

肝表面抗体(抗-HBs);③乙肝 e 抗原(HBeAg);④乙肝 e 抗体(抗-HBe);⑤乙肝核心抗体(抗-HBc)。

②的结果为阳性,其余为阴性。②是一种保护性抗体,具有防止乙肝病毒感染的作用。属弱阳性者需注射接种乙肝疫苗加强。

①~⑤项全为阴性者需注射接种乙肝疫苗。

①的结果为阳性,其余4项都为阴性者,称为乙肝表面抗原(HBsAg)病毒携带者,一般无不适症状,无需特殊治疗。

①④⑤项结果为阳性者称为"乙肝小三阳",①③⑤项结果为阳性者称为"乙肝大三阳"。"乙肝小三阳"表明体内病毒复制受到抑制,病情较稳定,传染性较弱,但仍需巩固治疗;"乙肝大三阳"表明体内的乙肝病毒复制活跃,病情较重,体液(唾液、精液等)传染性强,需进行常规正规治疗。

有乙肝表面抗原(HBsAg)病毒携带或"乙肝小三阳"或"乙肝大三阳"者,应注意保持乐观情绪,消除思想压力,忌烟酒,特别是酒,尽量避免食刺激性食物,不随意使用疗效不确定的药物,治疗时需到正规医疗单位接受治疗。养成良好卫生和生活习惯,尽量不聚餐,在家庭宜采用分餐方式就餐,减少传染他人的概率。定期复查"乙肝两对半"、肝功能和肝脏 B 超,掌握发展变化情况,防止因乙肝致肝硬化和肝癌。

(二)血生化检查

常见的血生化检查意义(见表2-3)

表2-3 血生化检查

英文缩写	中文名称	正常参考值	临床意义
Glu	葡萄糖	3.4~6.1 mmol/L	增高:见于糖尿病、慢性胰腺炎、心肌梗死、甲状腺功能亢进等 降低:见于糖代谢异常、胰岛细胞瘤、严重肝病等
BUN	尿素氮	2.50~7.10 mmoL/L	增高:见于各种原因引起的肝、肾功能损害 降低:见于严重肝功能损害
Cr	肌酐	35~133 μmol/L	增高:见于各种肾脏病致肾功能不全、肢端肥大症等 降低:见于多尿、高龄者营养不良等
UN/CR	尿素氮/肌酐	0.04~0.09	
UA	尿酸	男:202~417 μmol/L 女:143~339 μmol/L	增高:见于痛风、急慢性肾炎、肾结核等 降低:见于恶性贫血,使用肾上腺皮质激素等药物后

续表

英文缩写	中文名称	正常参考值	临床意义
TP	总蛋白	60~80 g/L	增高:见于腹泻、呕吐、休克、高热、多发性骨髓瘤等 降低:见于恶性肿瘤、重症结核、营养吸收障碍、肝肾综合征、溃疡性结肠炎等
ALB	清蛋白	35~50 g/L	增高:见于严重失水所致血浆浓缩等 降低:同总蛋白
GLB	球蛋白	25~35 g/L	增高:见于肝硬化、风湿及类风湿性关节炎等 降低:见于先天或后天获得性免疫缺陷、长期使用肾上腺皮质激素药物等
A/G	清球蛋白比值	(1.5~2.5):1	比值小于1者称A/G比倒置,常见于肾病综合征、慢性肝炎、肝硬化等

续表

英文缩写	中文名称	正常参考值	临床意义
TBIL	总胆红素	2.0~20.0 μmol/L	增高:见于原发性胆汁性肝硬化、急性黄疸型肝炎、慢性活动期肝炎、溶血性黄疸、新生儿黄疸、胆石症、错输血等
DBIL	直接胆红素	0~6.0 μmol/L	增高:见于阻塞性黄疸、肝癌、胰头癌、胆石症等
IBIL	间接胆红素	0~16.0 μmol/L	增高:见于溶血性黄疸、新生儿黄疸、错输血等
ALT(GPT)	丙氨酸氨基转移酶(谷丙转氨酶)	0~40U/L	增高:见于急慢性肝炎、药物性肝损害、脂肪肝、肝硬化、心肌梗死、心肌炎、胆道疾病等
TG	三酰甘油	0.22~1.88mmol/L	增高:见于高脂血症、动脉粥样硬化、严重糖尿病、高脂饮食、大量饮酒等 降低:见于甲状腺功能亢进、肾上腺皮质功能低下、肝实质病变等

续表

英文缩写	中文名称	正常参考值	临床意义
TC	总胆固醇	2.6~6.5mmol/L	增高:见于高脂血症、动脉粥样硬化、严重糖尿病、肾病综合征、甲状腺功能减退、肝外阻塞性黄疸、高胆固醇饮食等 降低:见于甲状腺功能亢进、严重肝病、结核、癌症等
HDL-C	高密度脂蛋白胆固醇	1.16~1.55mmol/L	增高:一般认为无临床意义 降低:见于脑血管病、冠心病、高三酰甘油血症等
LDL-C	低密度脂蛋白胆固醇	0~3.38mmol/L	增高:同血清总胆固醇 降低:见于严重肝脏疾病、营养不良、骨髓瘤等
TG/HD	三酰甘油/高密度脂蛋白	0.1~1.6	

注:mmol/L 即毫摩尔/升,μmol/L 即微摩尔/升,g/L 即克/升,U/L 即单位/升。

(三) 血常规检查

血常规检查的意义(见表2-4)

表2-4 血常规检查

英文缩写	中文名称	正常参考值	临床意义
WBC	白细胞	成人 $(4.0 \sim 10.0) \times 10^9/L$	增高:常见于急性感染、严重组织损伤、大出血、中毒、白血病等 降低:常见于某些病毒性感染、自身免疫性疾病、脾功能亢进、再生障碍性贫血等
L (YMPH)	淋巴细胞	0.20~0.40	增高:淋巴细胞白血病、结核病等 降低:传染病初期、接触放射线、免疫细胞缺陷、使用肾上腺皮质激素药物后等
M (ONO)	单核细胞	0.03~0.08	增高:单核细胞白血病、活动性结核病、传染病恢复期等 降低:一般无临床意义

续表

英文缩写	中文名称	正常参考值	临床意义
N (EUT)	中性粒细胞	0.50~0.70	增高:化脓性感染、慢性粒细胞性白血病、恶性肿瘤、中毒、急性出血或溶血、严重内脏出血等 降低:见于病毒及伤寒等感染、某些血液病、理化性损伤、自身免疫性疾病、脾功能亢进,提示抵抗力差等
L(YMPH)%	淋巴细胞百分比	18.7%~47%	
M(ONO)%	单核细胞百分比	3.5%~7.9%	
N(EUT)%	中性粒细胞百分比	46.0%~76.5%	
RBC	红细胞	成年男性$(4.5~5.5)\times10^{12}/L$ 成年女性$(3.5~5.0)\times10^{12}/L$	增高:红细胞增多症、脱水、血液浓缩 降低:各类型贫血、失血
HGB或Hb	血红蛋白	成年男性130~170g/L 成年女性110~150g/L	增高:多为生理性或血液浓缩 降低:反映贫血的程度
Hct	血细胞比容(红细胞压积、PV)	成年男性40%~50% 成年女性35%~45%	增高:各种原因所致的血液浓缩 降低:各种贫血

续表

英文缩写	中文名称	正常参考值	临床意义
MCV	平均红细胞体积	80~94fl	增高：红细胞增多症、脱水、烧伤 降低：贫血和血液稀释
MCH	红细胞平均血红蛋白量	26~32pg	作为贫血的形态学分类依据
MCHC	红细胞平均血红蛋白浓度	320~360g/L	同MCH
RDW	红细胞分布宽度	11.5%~14.5%	增大：见于缺铁性贫血
PLT	血小板计数	$(100~300)\times 10^9/L$	增高：较少见 降低：原发或继发性血小板减少性紫癜、再生障碍性贫血、急性白血病、伤寒、化学药物中毒等
MPV	平均血小板体积	9.4~12.5fl	增高：原发性血小板减少性紫癜、脾切除 降低：脾功能亢进、化疗后、再生障碍性贫血
PDW	血小板分布宽度	15.5%~18.1%	增高：急性白血病、恶性贫血等血小板生成障碍或生成过速疾病

续表

英文缩写	中文名称	正常参考值	临床意义
PCT	血小板压积	成年男性0.108%~0.272% 成年女性0.114%~0.292%	增高:血小板增多症、慢性粒细胞白血病 降低:各种原因引起的血小板减少

注:fl为飞升,g/L为克/升,pg为皮克。

(四)尿常规检查

尿常规检查的意义(见表2-5)

表2-5 尿常规检查

英文缩写	中文名称	正常参考值	临床意义
pH	酸碱度	5.4~8.4	一般呈酸性反应,受饮食、药物及血液pH值的影响而有所变化
NIT	亚硝酸盐	阴性(0)	
GLU	葡萄糖	0~100 mg/dl	增高:糖尿病、肾脏病、脑外伤、精神高度紧张
SG	尿比重	1.01~1.30	增高:常见于急性肾小球肾炎、心功能不全、高热、脱水、糖尿病等 降低:常见于慢性肾功能不全、尿崩症等

续表

英文缩写	中文名称	正常参考值	临床意义
BLD	尿潜血（尿隐血）	0~20 mg/dl	正常为阴性。血尿、血红蛋白尿为阳性
PRO	尿蛋白	0~50 mg/dl	正常情况含少量,有是肾病综合征的重要依据之一
BIL	尿胆红素	0~1 mg/dl	正常为阴性。阳性见于肝细胞性黄疸、阻塞性黄疸
URO	尿胆原	0~1 mg/dl	增高:见于黄疸性肝炎、溶血性黄疸、中毒性肝炎等 降低:见于阻塞性黄疸
KET	尿酮体	0~10 mg/dl	阳性:常见于糖尿病酮症、妊娠呕吐、腹泻及各种原因引起的呕吐等
WBC	白细胞（酯酶）	0~25 mg/dl	增高:见于肾盂肾炎、膀胱炎、尿道炎、肾炎、结核、前列腺炎等
RBC	红细胞（镜检）	0~3 个/HP	增高:见于泌尿系结石、结核、肿瘤、肾盂肾炎、急性膀胱炎、外伤等

续表

英文缩写	中文名称	正常参考值	临床意义
WBC	白细胞（镜检）	0~5个/HP	增多：见上酯酶法
EC	上皮细胞（镜检）	0~5个/LP	增多：泌尿系有感染等
CAST	管型（镜检）	0~1个/LP	正常为阴性。尤多见于急性肾小球肾炎早期和恢复期、肾病、急性肾盂肾炎、恶性高血压等

注：mg/dl（毫克/分升）、个/HP（个/高倍）、个/LP（个/低倍）。

（五）肿瘤标志物检查

肿瘤标志物检查的意义（见表2-6）

表2-6 肿瘤标志物检查

英文缩写	中文名称	正常参考值	临床意义
α-甲胎蛋白	α-FP（AFP）	<25μg/L	增高：原发性肝癌约有80%患者AFP升高，但在转移性肝癌时却很少升高；其他疾患如病毒性肝炎、肝硬化、胃癌、胰腺癌、结肠癌、胆管细胞癌等亦可升高；异位妊娠可有升高
CEA	癌胚抗原	<5μg/L	增高：结肠癌、胃癌、肺癌、胆管癌可明显升高，肝癌、肾癌、乳腺癌、卵巢癌、胰腺癌亦可增高，肺癌的胸水中CEA往往升高

续表

英文缩写	中文名称	正常参考值	临床意义
CA19-9	肿瘤相关糖类抗原19-9	<3.7万U/L	增高:对胰腺癌的灵敏度为82%。胃肠道肿瘤的灵敏度为95%。肝胆癌为50%~75%。轻度的胆囊炎,亦会急剧升高;胃肠道、肝脏的各种良性和感染性疾病亦见不同程度的升高
CA72-4	肿瘤相关糖类抗原72-4	<0.4万U/L	增高:对胃癌特异性为100%,灵敏度为48%。临床经验认为CA72-4与CEA联合检测效果更好。卵巢癌也可呈阳性
CA15-3	肿瘤相关糖类抗原15-3	<2.5万U/L	增高:对乳腺癌具有较高的特异性,也是手术后随防、监测肿瘤复发、转移的指标。但在乳腺癌的早期敏感性不高。转移性乳腺癌阳性率可达80%。肺癌、结肠癌、胰腺癌、卵巢癌、子宫颈癌、原发性肝癌也有不同程度的阳性率

续表

英文缩写	中文名称	正常参考值	临床意义
CA-125	肿瘤相关糖类抗原125	<3.5万U/L	增高:对卵巢癌的灵敏度为87%,乳腺癌、子宫内膜癌、输卵管癌、非妇科肿瘤如胃肠道肿瘤、支气管癌、自身免疫性疾病和妊娠前3个月者等亦可升高
β_2-M	β_2-微球蛋白	0.8~2.4mg/L	增高:原发性肝癌、肺癌、淋巴瘤、慢性淋巴细胞性白血病、骨髓瘤等;急慢性肾炎、肾功能衰竭;自身免疫性疾病、慢性肝炎;老年人也可见β_2-M轻度上升
HCG	人绒毛膜促性腺激素	<5.0U/L	增高:首先是用于怀孕者的早期诊断和监测,也用于胚胎细胞癌、卵巢癌的监测,对于睾丸、胎盘绒毛膜癌的灵敏度为100%,对生精细胞癌的灵敏度为7%~14%,而对非生精细胞癌的灵敏度则为48%~86%

续表

英文缩写	中文名称	正常参考值	临床意义
PSA	前列腺特异性抗原测定	<4.0μg/L	增高：前列腺癌阳性率60%~80%，约有5%的前列腺癌患者酸性磷酸酶（PAP）升高，而PSA正常，因此，该两项试验应同时测定，可提高前列腺癌的阳性率。另外，前列腺增生、前列腺炎有时亦见升高
SCC	鳞状上皮细胞癌抗原	<1.5μg/L	增高：子宫颈癌的阳性率较高，可达80%左右。耳、鼻、咽喉部位鳞癌阳性率为40%~60%。肺鳞癌阳性率为46%，非小细胞性肺癌为17%。食管癌约为31%。也用于肿瘤的疗效、复发、转移和预后的评估
NSE	神经元特异性烯醇化酶	<13μg/L	增高：常见于小细胞性肺癌、神经母细胞瘤；其他如肺腺癌、肺鳞癌、大细胞性肺癌、嗜铬细胞瘤、胰岛细胞瘤、甲状腺髓样癌、黑色素瘤、视网膜母细胞瘤等也可增高

注：μg/L（微克/升）、U/L（单位/升）、mg/L（毫克/升）。

四、健康体检应检项目时限

健康体检应检项目时限(参见表2-7)

表2-7 健康体检应检项目时限

检查项目	性别	年龄(岁)	检查次数
系统健康体检	男和女	>20 >40	每3年1次 每年1次
乙状结肠镜	男和女	>50	开始时每年1次,两次阴性后每3~5年1次
大便潜血试验	男和女	>50	每年1次
直肠指检	男和女	>40	每年1次
巴氏涂片	女	20~65	开始时每年1次,两次阴性后每3年1次
妇科检查	女	20~40	每3年1次
子宫内膜刮检	女	已婚在月经期	在有月经期
乳腺自我检查	女	>20	每月1次
乳腺体检	女	20~40 >40	每3年1次 每年1次
乳腺X线摄片	女	35~40 40~49 >50	留基础片 1~2年1次 每年1次

第三章

常见病防治

扁鹊曾经和魏文王有一场精彩的对话,生动地阐述了"治未病"的观点。根据典记,魏文王曾求教于名医扁鹊:"你们兄弟三人,都精于医术,谁是医术最好的呢?"扁鹊:"大哥最好,二哥其次,我是三人中最差的一个。"

扁鹊解释说:"大哥治病,是在病情发作之前,那时患者自己还不觉得有病,大哥就下药铲除了病根,使他的医术难以被人认可,因为他治未病,所以没有名气,只是在我们家中被推崇备至。我的二哥治病,是在病初起之时,症状尚不明显,二哥就能药到病除,使人都认为二哥只是治小病很灵。我治病,都是在病情十分严重之时,患者痛苦万分,患者家属心急如焚。他们看到我在经脉上穿刺,用针放血,或在患处敷毒药以毒攻毒,或动大手术直指病灶,使重患者病情得到缓解或很快治愈,所以我名闻天下。"

"圣人不治已病,治未病,不治已乱,治未乱,此之谓也"的前提是"圣人——最高明的医学工作者",这当然是一般人不能理解的。"治未病"即采取相应的措施,防止疾病的发生发展,这在中医中的主要思想是:未病先防和既病防变。

第三章 常见病防治

第一节 疾病常识——防患未然很重要

疾病是可以预防的,一旦出现苗头时只要发现及时并立刻加以调养就能将它扼杀。所以不要忽视身上的任何一个小细节,仔细观察,这样才能为健康保驾护航。表3-1列举了一些症状、体征与疾病的关系,供参考。

表3-1 一些症状、体征与疾病的关系

症状与体征	诊 断
晕、头昏	早晨醒来后头晕、头昏,可能出现了颈椎骨质增生或血黏度高等疾病
心慌、饥饿感	凌晨4~5点钟醒来有强烈的心慌、饥饿感,且疲乏无力,直到吃早餐后不舒适的感觉才逐渐消失,提示可能有糖尿病倾向
清晨水肿	如果在起床活动20分钟之后还不彻底消失,则提示可能有肾病或心脏病
棕色尿液	提示肝脏可能出现问题
口臭	可能是胃或肝出现了问题,或是牙周病引起
口中有氨味	要格外注意肾脏的健康
眼睑苍白	提示可能患了缺铁性贫血
眼角出现模糊的灰环	说明心脏可能有问题,中年男性应马上与医生联系
脸色潮红	可能与心脏病或高血压有关
恶心想吐	除去怀孕的原因,若每天早上都如此,可能有慢性胃炎

续表

症状与体征	诊　断
舌面白而呈毛茸状态	提示免疫系统功能严重失调或身体出现了某种病变
眼睛痛	除去用眼疲劳的原因外,看书、看报时眼睛剧痛就要小心青光眼了
手发抖	可能是甲状腺功能亢进症(甲亢),也可能是帕金森病
吃油腻食物后上腹疼痛,并放射到右肩背部	很可能是患有肝、胆疾病
食欲亢进,体重却减轻	可能患了甲亢
没有食欲,见到油腻就恶心,易疲劳	可能是患了肝炎
饭后总是出现反酸、腹胀或腹痛等症	提示积食了,要多吃新鲜蔬菜,三餐要注意清淡、好消化
爬楼梯时心慌、胸闷	提示心脏功能较弱
指尖比指节更粗大	可能患有较严重的肺部疾病
指甲生长缓慢,没有光泽且变黄、变厚	提示淋巴系统出了问题
手背静脉突出	随着年龄增加,会有此现象,但也有心脏病的可能
手掌泛红	肝脏出现问题时,因内分泌功能失调,手掌会发红
手掌潮湿	过度兴奋或紧张时手掌会出汗,若常如此则可能是甲状腺功能异常
背痛	除了肌肉痛,也可能是脊椎或内脏有了问题
伸懒腰时腰痛	多为坐姿不良
单纯头晕	若不是因为工作单调,请检查一下甲状腺
洗澡时头发容易脱落	提示头发养分不足或是激素分泌异常

续表

症状与体征	诊　断
黑痣变大或新长出痣	当心皮肤癌的侵袭
皮肤上出现非摩擦所致的红斑	有可能是肝病的前兆
打鼾	情况十分严重则提示可能鼻子或呼吸道出了问题
磨牙	如果每天晚上都磨牙,牙齿一定出了问题
必须高枕头才能入睡	提示心脏功能弱
经常因脚抽筋而惊醒	提示可能是缺钙或动脉硬化

一、内科疾病

(一) 慢性支气管炎

慢性支气管炎是指咳嗽、咯痰每年至少3个月,连续3年,并排除其他原因所致的慢性咳嗽者。

【主要症状】

咳嗽:疾病初期多在冬季咳嗽较重,咳嗽有力,白天多于晚上,逐渐发展为长年咳嗽。晚期继发肺气肿时,咳嗽无力,夜间多于白天,特别在睡前和清晨起床时严重。

咯痰:一般在起床或体位变动时,引起刺激性咳嗽、咯痰,痰液一般为白色黏液样。如继发细菌感染,痰液常为黄色脓性痰。

喘息:喘息型慢性支气管炎的患者有哮喘样发作,气急而不能平卧。多由支气管痉挛引起,也可由支气管黏膜水肿、管壁增厚和痰液阻塞所致。

咯血:咯血是指喉部以下的呼吸道出血。剧烈的咳嗽使支气管黏膜血管破裂时,可见痰中带血丝。

呼吸困难:一般由于支气管痉挛而表现为阵发性喘息。随着疾病的发展,出现阻塞性肺气肿时,气短逐渐加重,活动时更明显。

【预防】

早期如能及早消除病因(如戒烟等),并积极预防和控制感染,防止复发,则预后良好。如拖延不治,加之呼吸道反复感染,病情可迅速恶化,导致阻塞性肺气肿,进一步发展至肺源性心脏病、呼吸衰竭、心力衰竭而危及生命。

【就诊】

应到呼吸科或中医科就诊。

(二) 支气管哮喘

【主要症状】

先期表现:鼻痒、流涕、打喷嚏、流泪、干咳等黏膜过敏症状,持续数分钟后发生喘息并逐渐加重。

阵发性哮喘:大多在变态反应的基础上,由于受冷,吸入某种刺激性气体,运动或睡眠中突然惊醒而发病。

慢性哮喘:阵发性哮喘因控制不好等因素可发展为慢性哮喘,一年四季经常发作,虽可用药控制,但缓解期甚短。长期发作的慢性哮喘多有肺气肿。

哮喘持续状态:哮喘发作严重,持续24小时以上未能缓解者,称之为哮喘持续状态。患者表现为呼吸困难加重,吸气较浅,呼气长而费力,张口呼吸,伴喘鸣音,发绀,大汗淋漓,面色苍白,四肢冷,脉搏增快。

【就诊】

患哮喘应到呼吸内科就诊,出现哮喘持续状态应到内科急诊。

（三）肺炎

【主要症状】

咳嗽、咳痰。

发热。这是肺炎最常见的症状。细菌性肺炎常有寒战与高热。由于抗菌药物的不正规使用，使很多肺炎的发热不典型，多见缓慢渐进的低热或中度发热。老年人及身体虚弱的肺炎患者可以不发热。

胸痛。当患者深呼吸、咳嗽、喷嚏或吸气时胸痛加重。

呼吸困难。

咯血。肺炎患者可有咯血，但多为痰中带血或小量咯血。

【就诊与治疗】

应到呼吸科就诊。常规治疗主要为积极控制感染、化痰及中医治疗。

（四）高血压

人体血管内的血液向前流动时对血管壁产生一定的侧压力，称之为血压。人体动脉内必须维持一定的压力（血压），才能使全身的器官、组织得到必需的营养和氧气。当血压高出正常范围，舒张压≥90毫米汞柱和（或）收缩压≥140毫米汞柱时，即为高血压。

严格地说，高血压只是一种症状，除了人们的饮食、起居、情绪等因素会造成血压波动而升高外，许多疾病如急慢性肾炎、肾盂肾炎、肾动脉狭窄、主动脉缩窄、嗜铬细胞瘤、醛固酮增多症、皮质醇增多症、某些颅脑肿瘤等都会引起血压升高，医学上称之为症状性高血压。

高血压病则是一种独立的疾病，是一种慢性心血管疾病，医学上称之为原发性高血压，一旦发病，往往终身为患。

我们日常生活中所称的高血压,有相当一部分是指高血压病。

【就诊】

高血压病应到心血管内科就诊。症状性高血压也往往到内科就诊,以便找出导致症状性高血压的原发病。

(五)冠心病(心绞痛、心肌梗死)

冠心病是冠状动脉粥样硬化性心脏病的简称,又称缺血性心脏病。由于心脏的血流量减少或停止,从而出现胸闷、憋气、心悸、胸前区压榨等一系列临床症状。根据临床症状轻重,又表现为心绞痛、心肌梗死。

【诊断】

目前诊断冠心病最准确、最客观的方法是进行冠状动脉造影,但其价格昂贵,目前尚不能作为常规检查。另有其他检查可辅助诊断。

【心绞痛症状】

如出现下列情况,应考虑有典型心绞痛发作的可能:① 疼痛部位在胸骨后,可向左肩、左背、左上肢放射,疼痛范围约一个拳头或一个手掌大小,个别人可波及整个心前区;② 发作时被迫静止不动,面色苍白,重者出汗,呼吸困难,头晕,血压略高,脉象细速,心电图有心肌缺血改变;③ 在诱因下发作,如运动、饱餐、情绪紧张或过分激动;④ 症状的发作和缓解,时间都很短暂,持续时间3~5分钟。缓解后如常人。

老年人心绞痛往往呈不典型发作,疼痛有时在中上腹、面颊、牙齿等处,应予以高度重视。

【心脏梗死症状】

心绞痛患者,疼痛的部位、性质与原来相似,但疼痛程度加重,时间延长,有时持续数小时不能缓解,或抗心绞痛药物亦不能缓解,心电图上出现 ST 段抬高等,应考虑到是心肌梗死。

【就诊】

冠心病应到心脏内科就诊。如果是心绞痛或心肌梗死,除采取紧急扩张冠状动脉的药物如硝酸甘油、复方丹参滴丸舌下含化等治疗措施外,应紧急到心脏内科急诊,以防延误病情和失去抢救时机。

(六)血脂异常

血脂异常即人们平时所说的高脂血症,是指人体脂质代谢或运转异常导致血浆中一种或数种脂质增高或降低的一种脂肪代谢紊乱,可分 3 类:① 高胆固醇血症;② 高三酰甘油血症;③ 胆固醇、三酰甘油同时增高的混合型血脂异常。目前认为高密度脂蛋白的降低也包括在内。从病因来分可分为:原发性血脂异常和继发性血脂异常两类,后者见于糖尿病、甲状腺功能减退症、肾病等。

【症状】

原发性血脂异常者可无症状,部分患者有早发性冠心病症状以及有血脂异常家族史,部分患者可在上眼睑内侧有黄色瘤、眼角膜脂质环和眼底改变。继发性血脂异常者可以出现原发性疾病的相关症状,如糖尿病的"三多一少",甲状腺功能减退症的怕冷、水肿、反应迟钝等,肾病综合征的水肿、高血压等。

【诊断】

超重、肥胖或做健康检查时应做血脂检查,如超过正常范围即可诊断。

【就诊】

应到心血管内科、内分泌科就诊。

（七）糖尿病

糖尿病是由遗传、自身免疫等因素引起的以慢性高血糖为特征的疾病，是由于胰岛 B 细胞分泌胰岛素减少和（或）胰岛素作用有缺陷所致。患本病后，人体糖类、蛋白质、脂肪等三大物质代谢均会出现异常。久病后可导致眼、肾、神经、心脏、血管等全身组织器官慢性损害，严重时可发生急性代谢紊乱而产生酮症酸中毒、高渗性昏迷等。

【症状】

典型糖尿病有"三多一少"即多饮、多食、多尿、消瘦的症状。轻度 2 型糖尿病可无症状，而是在体检或出现一些并发症状时被发现，如视力下降、动脉硬化、四肢末端麻木和疼痛、腹泻与便秘交替、皮肤溃烂久治不愈、外阴瘙痒、阳痿等。

【就诊】

如果发现空腹血糖≥6.1 毫摩尔/升就有糖尿病可疑，此时应前往内分泌科或糖尿病专科门诊做全面检查。

（八）甲状腺功能亢进症

甲状腺功能亢进症简称"甲亢"，系指由多种病因导致甲状腺激素分泌过多引起的临床综合征。

【症状】

（1）典型表现：怕热、汗多、疲乏无力、皮肤温暖潮湿、神经过敏、多言好动、紧张忧虑、焦躁易怒、失眠不安、幻想、手或眼球等震颤、心悸、胸闷、气短、多食易饿、肌肉无力，可见周期性瘫痪、月经减少或闭经等。部分患者可见程度不等的甲状腺肿大、突眼,严重突眼可致复视、角膜溃疡、全眼球炎甚至失明、胫前黏液性水肿。

(2) 甲亢特殊表现及类型:① 甲状腺危象:由于甲亢未治,症状进一步恶化,可以出现高热、心率过快(140~240次/分),烦躁不安,呼吸急促,甚至休克、嗜睡、昏迷等;② 甲状腺功能亢进心脏病;③ 淡漠型甲亢:多见于老人,表现为神志淡漠、乏力、嗜睡、反应迟钝、明显消瘦;④ 妊娠期甲亢:妊娠妇女体重不随妊娠月数而相应增加,四肢肌肉消瘦,休息时心率在100次/分以上;⑤ 甲亢性周期性瘫痪:双侧肢体对称性肌无力,伴肌痛或肌僵硬感,以双下肢多见。

【就诊】

出现上述症状时,到内分泌科检查甲状腺功能 TT_3、TT_4、FT_3、FT_4、TSH 测定。必要时检查甲状腺摄^{131}I率、甲状腺自身抗体测定。如果血 FT_3、FT_4 升高,TSH 下降 <0.3 毫单位/升,可考虑诊断为甲亢。

(九) 甲状腺功能减退症

甲状腺功能减退症简称"甲减",起病于新生儿称"呆小病",起病于儿童称幼年型甲减,起病于成年人称成年型甲减。严重者可表现为黏液性水肿。

【病因】

原发性甲减:是甲状腺本身由于病毒感染、自身免疫反应、放射治疗、甲状腺手术切除、缺碘或高碘(每日>6毫克)、遗传基因突变等引起的。

继发性甲减:常因垂体、下丘脑肿瘤、手术、放疗或产后垂体出血性坏死而引起。

【症状】

成年型甲减多见于中年女性,有怕冷、汗少、乏力、懒言、动作迟缓、食欲缺乏、便秘腹胀、眼睑水肿、表情淡漠、皮肤干燥发凉、手脚掌呈萎黄色、反应迟钝、嗜睡、精神抑郁、多虑、神经质。重者痴呆、木僵、昏睡、肌肉软弱乏力、心动过缓、心界扩大、性欲减退、女性月经过多、男性阳痿。

呆小病因甲状腺机能低下而引起,是机体发育障碍病,患者出生时体重较重、不活泼、不主动吸奶、发育迟缓、表情呆钝、发音低哑、颜面苍白、眶周水肿、舌大外伸、囟门增大而且关闭延迟、出牙换牙延迟、心率慢、有脐疝。

【就诊】

疑有甲减患者,应到内分泌科检查甲状腺功能,如果血FT_3、FT_4低于正常,$TSH > 5.0$毫单位/升,可以诊断为甲减。

【防治】

由缺碘所致甲减,可以食用含碘食盐来预防;如果是由药物所致,应停用或调整剂量;推广胎儿和新生儿筛查诊断方法,早期诊断、早期治疗。

(十)脂肪肝

【分类】

酒精性脂肪肝:长期饮酒者30%~40%的人发生脂肪肝,可演变为酒精性肝炎,并在数年内发展为酒精性肝硬化。

肥胖性脂肪肝:体重超过标准的20%时称肥胖,超重75%以上则为病态的肥胖。肥胖者有约半数的人患有脂肪肝。

糖尿病性脂肪肝:成人糖尿病患者约50%有脂肪肝,超标准体重肥胖者糖尿病多伴有程度不等的脂肪肝。

药物性脂肪肝:见于肾上腺皮质激素的长期使用和抗

肿瘤药物如氨甲蝶呤等的应用。

其他如长期高糖高脂肪饮食造成的脂肪肝和妊娠急性脂肪肝等。

【就诊】

根据脂肪肝形成的原因可至消化科和内分泌专科门诊诊治。常用的 B 超以及 CT 均可诊断脂肪肝。可有血三酰甘油和胆固醇升高。由于肝功能受损,血清转氨酶、碱性磷酸酶和胆红素可增高,甚至清蛋白降低、球蛋白升高,出现白球比例(A/G)倒置。

(十一) 肝硬化

肝硬化是由一种或多种病因长期或反复作用后引起的慢性、进行性、弥漫性肝病。

【病因】

在我国以病毒性肝炎所致的肝硬化最常见(主要是乙肝、丙肝)。其他原因还有乙醇、血吸虫病、胆汁淤积、心源性肝硬化。少见的原因还有工业毒物与药物、代谢障碍和营养障碍。

【临床表现】

肝硬化早期肝功能处于代偿期,患者症状较轻,可有乏力,精力与体力下降,食欲减退,腹胀,消化不良。肝脏轻度肿大,质地偏硬,脾脏轻度肿大,肝功能轻度异常。肝硬化的晚期则肝功能失去代偿能力。全身症状严重,营养状况差,面色黝黯,消化道症状明显,牙龈出血,性功能减退,妇女月经失调。面部毛细血管扩张、面部与颈部皮肤出现蜘蛛痣、脚肿。严重者出现脾肿大、食管静脉曲张破裂出血与腹水。

【就诊】

肝硬化代偿期可以在门诊,如是病毒性肝炎导致的肝硬化并有病毒复制者在肝炎专科门诊就诊;心源性肝硬化因为是由慢性充血性心力衰竭所致,应在心脏专科门诊就医;其他原因所致的肝硬化代偿期和失代偿期都在消化科专科门诊或内科就诊。

(十二)慢性胃炎

慢性胃炎是以胃黏膜的非特异性慢性炎症为主要病理变化的慢性胃病。习惯上分为浅表性、萎缩性、肥厚性三型。浅表性胃炎最为常见,其次是萎缩性胃炎,肥厚性胃炎较少。

【症状】

大多数患者表现为食后上腹部饱胀不适或者疼痛,常伴有嗳气、吐酸与嘈杂感。部分患者表现为反复发作性胃部疼痛、饥饿痛等。与溃疡病相类似,少数患者表现为不规则的发作性剧烈疼痛,甚至伴有呕吐,容易误认为胆囊炎。

【就诊】

怀疑慢性胃炎应去消化内科就诊,常采用纤维胃镜检查确定诊断。

(十三)胃与十二指肠球部溃疡

【临床表现】

最突出的表现是慢性发作性上腹疼痛。疼痛具有规律性、周期性、季节性和长期性的特点。往往进食后疼痛缓解,但溃疡表面伴有炎症时,进食后疼痛不一定减轻。常常伴有嗳气、吐酸水或清水、黑便,个别患者伴有恶心、呕吐、便秘等症状。

【就诊】

到消化内科诊治,常采用 X 线钡餐检查或胃镜检查确定诊断。溃疡病有出血、穿孔、幽门梗阻与癌变四大并发症。溃疡病出血较常见,尤其是十二指肠球部溃疡可以上消化道出血为首发症状。出血用内科保守止血治疗多数有效。出血急而量大,保守治疗无法控制时,应做急诊手术治疗。若出现溃疡穿孔,应去外科急诊,考虑手术治疗。十二指肠或幽门溃疡病变活动时,由于局部水肿、平滑肌痉挛可引起暂时性幽门梗阻,应在消化内科住院治疗。很少数胃溃疡可能癌变,当疼痛的节律性消失,症状顽固,如粪便隐血试验持续阳性,应考虑有癌变的可能,尽早进行胃镜检查及活检,以期及时手术治疗。

(十四) 急性胰腺炎

急性胰腺炎是常见的急腹症之一。主要是由于胆道结石、暴饮暴食或大量饮酒对胰腺的刺激,造成胰管阻塞和胰腺血液、淋巴循环障碍,引起胰腺消化酶对其自身消化的一种急性炎症。

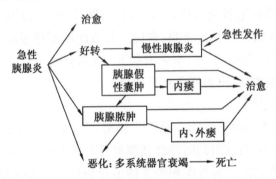

图 3-1 急性胰腺炎演变过程

【病因】

梗阻因素:多数是由于胆囊炎、胆石症所致胆汁不能通畅流入十二指肠内,造成胰管内压升高,胰腺腺泡破裂引发。

暴饮暴食或大量饮酒：对胰腺有直接毒作用及其局部刺激，诱发本病。

其他：如胰腺血运障碍、血脂异常、高钙血症、手术与外伤、感染因素、某些药物（如皮质激素、氢氯噻嗪、雌激素等），以及遗传因素、精神因素等均可诱发本病。

【类型】

急性水肿型（轻型）胰腺炎：占88%~97%，较平稳，病死率低。

急性出血坏死型（重型）胰腺炎：经过凶险、并发症多（休克、腹膜炎、败血症等）、病死率高，甚至可在发病数小时后死亡。

【临床表现】

本病腹痛为最主要的症状，绝大多数患者表现为突发性上腹或左上腹持续性剧痛或刀割样疼痛，上腹腰部呈束带感，常在饱餐或饮酒后发生，伴有阵发加剧，可因进食而增强，可波及脐周或全腹，常向左肩或两侧腰背部放射。部分患者有恶心、呕吐，重者有腹胀、腹部有触痛和反跳痛体征，体温增高，出血征象甚至休克。

【就诊】

可先到内科就诊。原则上轻型可用非手术疗法，以内科处理为主；重型的胆原性胰腺炎及其继发病变，如胰腺脓肿、假性胰腺囊肿等需积极支持治疗和外科手术处理，以挽救生命。

(十五) 急性胆囊炎

急性胆囊炎是急性化学性和（或）细菌感染引起的急性胆囊炎症性疾病，其临床表现可有发热、右上腹疼痛和压痛、恶心、呕吐、轻度黄疸和血液白细胞增多等。多数患者合并有胆囊结石。

【病因】

胆囊管梗阻:由于结石、蛔虫、肿瘤等原因使胆囊管梗阻造成胆汁淤积和浓缩,引起化学性炎症。

细菌感染:其病原大多为肠道寄生菌群,可产生胆囊积脓、坏疽和穿孔等严重并发症。

其他因素:如胰液、胃液或浓缩的胆汁存在于胆囊腔引起急性炎症。

【临床表现】

本病多见于中年、肥胖者。典型过程表现为突发右上腹阵发性绞痛,常在饱餐、进食油腻食物后,或在夜间发作。疼痛可放射至右肩背部或右肩胛骨下角区,常伴有恶心呕吐,患者坐卧不安、大汗淋漓。当出现寒战高热时,表示病情加重或已发生并发症,如胆囊积脓、坏疽和穿孔等,或合并有急性胆管炎,部分患者可出现黄疸。绞痛时可诱发心绞痛,严重者可发生感染性休克。

【就诊】

非结石性胆囊炎,大多先到消化科就诊;结石性胆囊炎,去普通外科就诊。

(十六)胆囊息肉样病变

胆囊息肉样病变又称"胆囊隆起性病变",是向胆囊内突出的局限性隆起性病变的总称。

【诊断】

一般 B 超或 CT 检查可予以诊断。一般从息肉的大小、数目、形状、生长的部位、生长速度的快慢以及伴随症状等几方面,区别病变可能是肿瘤性或非肿瘤性,但很难确定。胆囊息肉样病变治疗原则:良性者可定期随诊观察,视病情发展再作处治;疑为恶性或有明显临床症状者,应手术治疗。

【就诊】

应到普通外科就诊。

(十七) 慢性肾炎

慢性肾炎是慢性肾小球肾炎的简称。典型者临床症状有血尿、蛋白尿、水肿、高血压等,甚至出现肾功能衰竭。而轻者只有少量蛋白尿,或在显微镜下查见血尿。慢性肾炎晚期,残留的肾单位少,纤维组织增生,表现为肾萎缩,出现肾功能衰竭。

【就诊】

应到肾脏内科就诊。

许多慢性肾炎起病隐匿,有的仅表现为间歇性眼睑水肿、乏力,容易被忽视。平时体检时,认真作尿常规检查十分重要。

(十八) 肾盂肾炎

肾盂肾炎是细菌侵入肾盂和肾实质所引起的化脓性炎症。有急性肾盂肾炎和慢性肾盂肾炎两种。

【临床症状】

急性发病期有尿频、尿急、尿痛、尿液浑浊,可伴有恶寒、发热、头痛、恶心、呕吐、腰酸痛、肾区叩击痛等症状,少数患者可见肉眼血尿。急性期治疗不彻底常转为慢性。慢性肾盂肾炎反复发作多与性生活有关。

【就诊】

应到肾脏内科、中医科就诊。

(十九) 贫血

贫血是指循环血液内红细胞数和血红蛋白量低于正常

的一种病理状态。有造血不良性贫血（如缺铁性贫血、巨幼细胞性贫血、再生障碍性贫血等）、溶血性贫血和失血性贫血。

【临床表现】

一般表现有面色和皮肤苍白,容易疲劳、乏力、头晕、耳鸣等,甚至出现气短、心慌且活动后加重,食欲减退、恶心、呕吐、腹胀、腹泻,女性月经紊乱等。

【就诊】

应到血液内科就诊,检查血常规和血清铁。如怀疑为巨幼细胞性贫血或再生障碍性贫血,则必须做骨髓象检查。

【治疗】

缺铁性贫血的治疗：调整食物,食用含铁较多的食物如苋菜、青菜、肉类、猪肝等。炒菜宜用铁锅。药物治疗是补充铁剂,如硫酸亚铁。也可进行中医中药调理。

（二十）白血病

白血病俗称血癌,是造血组织的原发恶性血液病。病因目前尚不完全清楚,可能与放射、化学药品和病毒等因素有关。

【临床表现】

常见症状有发热、出血、贫血、肝脾肿大、全身淋巴结肿大、骨及关节疼痛等。本病儿童发病率相对较高；老年白血病多为继发性的,而且预后不良。

【就诊】

怀疑患了白血病,应及时到正规医院血液科就诊。

（二十一）类风湿关节炎

类风湿关节炎是以慢性、对称性、多变性小关节炎症和关节外病变为主要临床表现的自身免疫性疾病。

【临床表现】

发病初期，以四肢小关节为主要病变部位，关节肿痛、皮肤红斑、皮下结节、局部功能障碍。以后常反复急性发作，从一两个关节受累，逐步发展为对称性多关节炎、关节附近肌肉僵硬萎缩，直至关节畸形。

【就诊】

应到风湿免疫科、中医科就诊。由于治疗本病的药物对人体多具有一定的毒副作用，因此应在医生指导下应用。选择中医中药治疗类风湿性关节炎有较多的优越性。

(二十二) 肥胖症

肥胖症是指体内脂肪堆积过多、分布异常，体重过度增加的一种病理状态。

男性肥胖多数以腰部为主，女性以下腹部、臀、大腿部位为主。肥胖者常伴有气急、关节痛、水肿、肌肉酸痛等症状，伴有高血压、高血糖、血脂异常、动脉硬化、胆石症、胆囊炎、脂肪肝等疾病。

【就诊】

应到内分泌科就诊。

(二十三) 痛风

痛风是由于体内嘌呤代谢障碍，出现血中尿酸浓度增高、急性关节疼痛等主要特征的病症。

【类型】

原发性痛风：是由于遗传引发的先天性嘌呤代谢紊乱。往往发生于中年以上男性及更年期女性。

继发性痛风：骨髓或淋巴增生性血液性疾病、肾脏疾病以及利尿剂、阿司匹林、乙醇等药物引发。

【症状】

开始可以无任何症状,仅在实验室检查中发现血尿酸高于正常。随着病情发展,可逐渐出现发作性夜间与清晨关节剧烈疼痛,并伴有红、肿、热,活动受限。可累及足踇趾,第一跖趾关节,肩背、胸部等全身骨关节。可有发热,也可自行缓解。可间隔数月或数年再发作,并出现永久性关节肿胀、关节畸形。部分患者可有肾绞痛、血尿等肾结石症状,严重者可出现恶心、呕吐、血压升高等急性肾功能不全症状。

【诊断】

中年以上男性或绝经后的妇女,尤其伴有痛风家族史者,常有关节疼痛。肾结石者应定期前往医院检查血尿酸或尿尿酸。如果男性血尿酸超过420微摩尔/升(7.0毫克/分升)、女性超过350微摩尔/升(6毫克/分升),就要考虑高尿酸血症,即可诊断痛风。

【就诊】

应到内分泌科就诊。也可到风湿免疫科就诊。痛风肾病应去肾内科就诊。

二、外科疾病

(一)疖肿

疖是一个毛囊及其所属皮脂腺的急性化脓性感染,多个疖同时或反复发生在身体各部,称为疖病。常见于营养不良的小儿或糖尿病患者。痈是多个相邻的毛囊及其所属皮脂腺或汗腺的急性化脓性感染,或由多个疖融合而成。急性蜂窝织炎是皮下、筋膜下、肌间隙或深部蜂窝组织的一种急性弥漫性化脓性感染。

【临床表现】

最初局部出现红、肿、痛的小结节，逐渐肿大出现黄白色小脓栓，红、肿、痛范围扩大。全身抵抗力减弱时，可引起不适、畏寒、发热、头痛和厌食等毒血症症状。在面部"危险三角区"的上唇周围和鼻部的疖，千万不能挤压。如被挤压或挑刺，感染容易沿内眦静脉和眼静脉进入颅内的海绵状静脉窦，引起化脓性海绵状静脉窦炎，出现延及眼部及其周围组织的进行性红肿和硬结，伴疼痛和压痛，并有头痛、寒战、高热甚至昏迷等，病情十分严重，死亡率很高。

痈呈一片稍隆起的紫红色浸润区，质地坚韧，界限不清，在中央部的表面有多个脓栓，破溃后呈蜂窝状，不仅局部病变比疖重，且易并发全身性化脓性感染，唇痈容易引起颅内的海绵状静脉窦炎。

急性蜂窝织炎，局部明显红肿、剧痛，并向四周迅速扩大，全身症状严重，有高热、寒战、头痛、全身无力、白细胞计数增加等。

疖肿预防应注意皮肤清洁，要勤洗澡、洗头、理发、勤换衣服、剪指甲，幼儿尤应注意。疖周围皮肤应保持清洁，可用75%酒精涂抹，以防止感染扩散到附近的毛囊。

【就诊】

应到普通外科、中医外科就诊。

（二）丹毒

丹毒是由B型溶血性链球菌或金黄色葡萄球菌引起的急性皮内淋巴管网炎造成的皮肤浅表蜂窝织炎，中医又称为流火。

丹毒常是由于皮炎、脓疱病或皮肤癣菌病继发感染引起。B型链球菌感染皮肤后，经2～5天的潜伏期，突然寒战、发热,高时可达40℃,伴头痛、恶心、呕吐等中毒症状。皮损起初为红肿斑片,或可在附近出现新的红斑再与原病损相连。病情严重者在红斑中间出现大疱或血疱。可产生淋巴管炎、蜂窝织炎及败血症等并发症,慢性复发可引起橡皮腿,儿童患者在病后可以引起肾小球肾炎。

【就诊】

丹毒应到普通外科、中医外科就诊。

(三)下肢静脉曲张

下肢静脉曲张是指下肢浅静脉系统处于伸长、蜿蜒而曲张状态。单纯性静脉曲张,即原发性下肢静脉曲张,指病变范围仅位于下肢浅静脉。

单纯性静脉曲张多发生于持久从事站立工作、重体力劳动的人,或久坐少动的人,亦可由于妊娠、慢性咳嗽、习惯性便秘等造成。如病程继续进展到后期,可出现下肢轻度肿胀和足靴区皮肤营养性变化,包括皮肤萎缩、脱屑、瘙痒、色素沉着、皮肤和皮下组织硬结、甚至形成湿疹和溃疡。

【就诊与治疗】

去普通外科就诊。手术疗法是处理下肢静脉曲张的根本办法,凡是有症状者,只要没有禁忌证,都可手术。对剥脱不尽而残留的曲张静脉,可辅用硬化剂注射和压迫疗法。

(四)颈椎病

颈椎病是指颈椎间盘的退行性病变及继发性椎间关节退行性病变造成的脊髓、神经、血管损害。

常见原因有:颈椎退行性改变;外伤因素;慢性劳损;寒冷、潮湿;颈椎先天性椎管狭窄等。

【类型】

(1)神经根型:发病率最高,主要症状有疼痛,向上臂、前臂和手指放射,手指有麻木过敏、异样感,手指活动不灵、仰头、咳嗽、喷嚏可加重疼痛,肩胛、上臂、前胸区有疼痛感。

(2)交感神经型:表现为头晕、偏头痛、枕部疼痛、眼睑下垂、视物模糊、瞳孔散大或缩小,甚至失明;眼窝肿痛、心跳加快、心前区疼痛,肢体发冷,肢体、头颈、面部发麻(或)疼痛。

(3)椎动脉型:表现为眩晕、头痛、视觉障碍,甚至猝倒,或有不同程度的运动及感觉障碍。

(4)脊髓型:早期为单侧或双侧下肢麻木,以后发展为肌力虚弱,行走困难,大小便功能障碍,或各种类型瘫痪。

【就诊】

非手术治疗在运动医学科。手术治疗在骨科。对颈椎病的治疗,主要是非手术疗法,包括:颈枕带牵引,适用于脊髓型以外的各型颈椎病;理疗,自我保健疗法,在工作中定时改变姿势,在睡眠时,宜用平板床,枕头高度适当,不让头部过伸或过屈;药物治疗,采用一些消炎止痛药物即可。

(五)腰椎间盘突出症

腰椎间盘突出症是因椎间盘变性,纤维环破裂,髓核突出刺激或压迫神经根或马尾神经所表现的一种综合征。

【诊断】

腰痛合并"坐骨神经痛",放射至小腿或足部,直腿抬高试验阳性;在腰$_{4\sim5}$或腰$_5$至骶$_1$棘间韧带侧方有明显的压痛点,同时有向小腿或足部的放射性痛。

【就诊】

腰椎间盘突出症中约80%的患者可经非手术疗法缓解或治愈。绝对卧硬板床休息、持续牵引,辅以理疗和推拿、按摩,也可用皮质类固醇硬膜外注射,常可缓解或治愈,必要时行髓核化学溶解法。经严格非手术治疗无效或马尾神经受压者可考虑行髓核摘除术。近年来采用显微外科技术或用特殊器械行"经皮髓核摘除术"使手术损伤减小，取得良好效果。

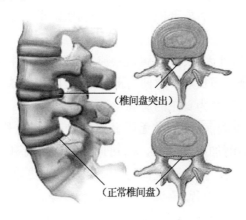

图 3-2　腰椎间盘突出与正常腰椎间盘

（六）坐骨神经痛

坐骨神经痛系指由坐骨神经原发性或继发性损害所引起的疼痛综合征。坐骨神经痛可由下肢任一神经或腰骶丛或腰骶神经根的疾患引起，最常见原因为腰椎间盘突出症。

【诊断】

单侧腰腿痛多见于中年男性，疼痛由臀部向下放射至足部，咳嗽、喷嚏等动作常使疼痛加剧。

【就诊与治疗】

去骨科或运动医学科就诊。一是针对病因治疗；二是采取封闭疗法；三是采取其他疗法，包括推拿、按摩、牵引、理疗、针灸等。

(七) 肩周炎

肩关节周围炎简称肩周炎,也称粘连性关节囊炎。引起肩周炎的常见病因有:

(1) 肩部原因:软组织退行性变,长期过度活动,姿势不良;上肢外伤后肩部固定过久,肩周组织继发萎缩以及粘连;肩部急性挫伤、牵拉伤后治疗不当等。

(2) 肩外因素:颈椎病、心、肺、胆道疾病发生的肩部牵涉痛,因原发病长期不愈使肩部肌持续性痉挛、缺血而形成炎性病灶,转变为真正的肩周炎。

肩周炎起病缓慢,常无明显损伤史;病程较长,初为轻度肩痛,逐渐加重,活动失灵,可向颈、耳、前臂和手放射或感应。严重者,稍一触碰,即疼痛难忍;肩活动受限,不能摸裤袋、扎裤带、摸背、梳头,甚至洗脸漱口等。

【就诊】

肩周炎可去运动医学科或理疗科就诊。

(八) 前列腺炎

前列腺炎多发于成年男性,有急慢性之分。慢性前列腺炎又有非细菌性与细菌性两种。非细菌性前列腺炎是最常见的一种前列腺炎综合征,其病因尚不清楚,可能是一种免疫性疾病。慢性细菌性的致病菌为革兰阴性需氧菌,如大肠埃希菌(大肠杆菌)和假铜绿单胞菌(绿脓杆菌)。

(1) 慢性前列腺炎:症状复杂,某些患者无症状,大部分患者有不同程度的膀胱刺激症状(如尿频、尿急、夜尿增多和尿痛)和腰骶部或会阴部不适或疼痛。非细菌性前列腺炎除不引起尿路感染外,其临床症状、体征与细菌性前列腺炎相类似。

(2) 急性前列腺炎:起病急,来势猛,发病多因劳累、着凉、长时间骑车、酗酒、性生活过度、损伤等,有全身感染症状,有高热、尿频、尿急、尿痛,有尿道、会阴部和耻骨上等处疼痛;常感直肠胀满,排便困难;偶因膀胱颈部水肿、痉挛可致排尿困难,甚至尿潴留。

【就诊】

应到泌尿外科就诊。

(九)阳痿、早泄

阳痿、早泄是常见的男性性功能障碍。阴茎勃起不能达到和维持足以进行满意性交程度,称阳痿,又称阴痿。一般说来,早泄较阳痿病情为轻,或可将早泄理解为阳痿的前期表现。

【原因】

(1)年龄。

(2)躯体疾病。

(3)精神心理因素:精神抑郁、紧张、焦虑常是导致阳痿的直接因素。

【就诊】

应到泌尿外科、中医科就诊。

心理性阳痿的治疗,可采用松弛训练帮助消除紧张、恐惧、焦虑的心理,配合性敏感区感觉训练等方法。器质性阳痿的治疗,以药物治疗为主。中医中药治疗阳痿早泄有较好的效果。

(十)痔疮

痔俗称痔疮,是肛管直肠部位的痔静脉丛曲张形成的团块,可产生出血、栓塞、脱出。分为内痔、外痔和混合痔。

【病因】

习惯性便秘,长时间用力排便;腹内压力增高如妊娠期、盆腔肿瘤、前列腺增生排尿困难等；或由于局部组织病症、腹压增高等，使肛垫滑脱，向下移位成痔。故习惯性便秘、门静脉高压、前列腺增生，以及从事久坐、久站工作的人都可导致痔的发生。

痔多数处于静止、无症状状态，只需注意饮食，多食蔬菜、水果，少吃刺激性食物如辣椒和酒等，保持大便通畅，养成每天排便的习惯，预防出现并发症等。

外痔一般无明显症状，当外痔血栓形成时，可发生剧痛；内痔则主要是大便时有出血，无痛，血色鲜红常便后滴出，不与粪便相混，严重时也会脱出肛门外，便后需用手将其推回。应注意的是，多种疾病会引起大便出血，尤其是老年人要警惕直肠癌的可能性。

【就诊】

痔疮较重时，可到肛肠科就诊。

出血合并炎症时，可用PP粉温水坐浴和便后坐浴。肛门内可塞入有消炎作用的化痔栓等。较小的出血痔可用冷冻或套扎疗法；对较早期的出血痔也可用硬化剂注射治疗；对较大的痔或环状痔可采用手术切除。

三、皮肤科疾病

(一) 淋病

【主要表现】

男性淋病的主要表现为：① 淋菌性尿道炎，有尿道流脓、尿频、尿急、尿痛；② 淋菌性附睾炎，有附睾触痛；③ 淋菌性前列腺炎，有寒战、发热、会阴部疼痛、排尿困难、前列腺肿胀与压痛；④ 淋菌性咽炎，咽部红肿，有脓性分泌物；⑤ 淋菌性眼炎，眼结膜充血，脓性分泌物增多，严重者可损

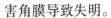

害角膜导致失明。

多数女性感染淋球菌后并无临床症状,但其发生率较男性高。女性淋病的主要表现为:① 淋菌性宫颈炎:宫颈红肿,脓性分泌物自颈口流出,脓性白带增多;② 急性尿道炎,常于性交后2~5日出现尿频、尿急、尿痛、尿道口溢脓;③ 前庭大腺炎,前庭大腺红肿与压痛,脓肿形成有波动感;④ 淋菌性盆腔炎,发热、腹痛、子宫附件压痛,甚至形成盆腔脓性包块。

【就诊】

男性患者应到泌尿外科就诊,女性患者可到妇科就诊。

【治疗】

目前选择的药物包括三类药:① 头孢菌素类如头孢曲松;② 喹诺酮类如环丙沙星、氧氟沙星等;③ 氨基糖苷类如壮观霉素。考虑到淋菌的感染常与衣原体的感染同时存在,在治疗时常加用抗衣原体的药物。淋病的治疗效果良好,如及时得到诊治,一般不会产生严重的后果。

(二) 尖锐湿疣

尖锐湿疣的好发部位是在外生殖器及肛门附近的皮肤、黏膜湿润区。男性多见于龟头、冠状沟、尿道口等;女性好发部位以阴唇后联合,小阴唇内侧最常见,其次是宫颈及阴道。大多数尖锐湿疣的患者无任何自觉症状,仅少部分有瘙痒、灼痛、白带增多。典型的尖锐湿疣病灶为大小不一的皮肤隆起,表面粗糙如鸡冠状、菜花状或桑椹状。一般来讲,结合患者有性乱史或配偶感染史,并具有典型的尖锐湿疣皮疹特点,就可做出临床诊断。

【鉴别】

与尖锐湿疣容易混淆的疾病,在男性常见的是阴茎珍珠状丘疹,在女性是假性湿疣及扁平湿疣。

（1）阴茎的珍珠状丘疹:是环绕在阴茎冠状沟小珍珠样丘疹,成一行或数行,互不融合,无任何症状,无不洁性交史。

（2）扁平湿疣:二期梅毒发生在生殖器部位的皮疹,皮疹表面光滑。梅毒血清反应阳性。

（3）假性湿疣:又称绒毛状小阴唇,是发生于女性小阴唇内侧和阴道前庭部对称分布的小丘疹或呈鱼卵状,部分呈绒毛状改变,可能与炎性白带刺激有关,无传染性,不需特别治疗。

【就诊与治疗】

应到皮肤性病医院就诊。男性可到皮肤科,女性可到妇科就诊。尖锐湿疣的治疗,目的是去除外生疣。目前任何的治疗手段都不能完全根除乳头瘤病毒的感染,故治疗后有一定的复发率。年轻育龄妇女在治疗结束后,尚须等待半年男女双方都无复发,妊娠才较为安全。

四、眼科疾病

（一）屈光不正

人能看清楚外界的景物,是由于物体反射出来的光线进入眼内,在无调节状态下,经眼的屈光系统(角膜、晶体及玻璃体)后,在视网膜上形成物像,这是眼的屈光。人的眼睛在静止状态下,若平行光或5米以外的光线不能在视网膜上聚焦,而是在视网膜前或视网膜后聚焦,称为屈光不正。

【分类】

分为近视、远视和散光。

【诊断】

当看物体或看书时出现眼胀、眼酸易疲劳，看近或看远物体不清楚，看书时间长时出现眼胀、头痛、流泪，有时有重影、串行等应考虑屈光不正。

验光：当你有近视、远视或散光时，可配戴眼镜进行矫正，而配戴眼镜前，要准确检查屈光度数，即验光。验光一定要去有较完善设备的正规医院或有执业验光师的专门眼镜店进行验光和选配眼镜。

（二）干眼症

干眼症是指任何原因造成的泪液质或量异常或动力学异常，导致泪膜稳定性下降，并伴有眼部不适和（或）眼表组织病变特征的多种疾病的总称。又称角结膜干燥症。

常见之症状表现为：眼睛干涩、容易疲倦、眼痒、有异物感、痛灼热感、分泌物黏稠、怕风、畏光、对外界刺激很敏感；有时眼睛太干，基本泪液不足，反而刺激反射性泪液分泌，而造成常常流泪；较严重者眼睛会红肿、充血、角质化、角膜上皮破皮而有丝状物黏附，这种损伤日久则可造成角结膜病变，并会影响视力。

【病因】

（1）水液层泪腺泪液分泌不足：是最常见的干眼原因；先天性无泪腺、老年性泪腺功能降低或是一些自身免疫性疾病造成泪腺发炎、外伤、感染、自律神经失调，长期点某些眼药水或服用某些药物都会造成泪液分泌不足；长期戴隐形眼镜者。

（2）油脂层分泌不足：由于眼睑疾病造成睑板腺功能不良。

（3）黏蛋白层分泌不足：缺乏维生素 A 者、慢性结膜炎、化学性灼伤等。

（4）泪液过度蒸发、泪膜分布不均匀：眼睑疾病造成眼睑闭合不良、眨眼次数减少、长时间停留在冷气房或户外强风燥热的环境中。

【治疗】

干眼病是慢性疾病，多需长期治疗。若是因为眼睑暴露导致的泪液过度蒸发型干眼，应根据病情把握眼睑重建的手术时机进行眼睑的重建。

1. 局部治疗

（1）消除诱因：应避免长时间使用电脑，少接触空调及烟尘环境等干眼诱因；睑板腺功能障碍者应注意清洁眼睑、应用抗生素等。

（2）泪液成分的替代治疗：应用自体血清或人工泪液，严重患者应尽量使用不含防腐剂的人工泪液。

（3）延长泪液在眼表的停留时间：可配戴湿房镜、硅胶眼罩、治疗性角膜接触镜等。

（4）其他：避免服用可减少泪液分泌的药物，如降血压药、抗抑郁药、阿托品类似物等；有免疫因素参与的类型可加用免疫抑制剂或短期局部使用激素；手术治疗等。

2. 全身治疗

主要是改善患者的营养状况，防止继发感染。食用含维生素A丰富的食物，如牛奶、鸡蛋、含胡萝卜素的蔬菜；口服鱼肝油等。

目前尚无有效治疗，为了减少痛苦可频繁滴入生理盐水、人工泪液或抗生素眼膏；或用电烙封闭小泪点，以减少泪液的流出。对于眼睑闭合不全所致的眼球干燥，可行眼睑成形术。

(三）急性结膜炎

正常情况下,结膜具有一定防御能力,但当防御能力减弱或外界致病因素增加时,将引起结膜组织炎症发生,这种炎症统称为结膜炎。按病程可分为超急性、急性、亚急性、慢性结膜炎。

【主要表现】

眼部异物感、烧灼感、发痒和流泪等。体征常有:① 结膜充血和水肿;② 分泌物增多;③ 结膜下出血;④ 乳头增生;⑤ 滤泡形成;⑥ 膜或假膜形成;⑦ 耳前淋巴结肿大和压痛。

【就诊与治疗】

可根据其临床症状和体征诊断,同时也依靠实验室检查,包括细胞学、病原体培养、免疫学和血清学检查等。

首先病因治疗。治疗以局部给药为主,必要时可辅以全身用药。急性结膜炎勿包扎患眼。

（四）麦粒肿

麦粒肿俗称针眼,是睫毛毛囊附近的皮脂腺或睑板腺的急性化脓性炎症。麦粒肿分为内麦粒肿和外麦粒肿两型。

【主要表现】

（1）眼睑皮肤局限性红、肿、热、痛,邻近球结膜水肿。

（2）当脓液局限积聚时出现黄色脓头,外麦粒肿发生在睫毛根部皮脂腺,表现在皮肤面;内麦粒肿发生在睑板腺,表现在结膜面,破溃排脓后疼痛缓解,红肿消退。

（3）重者伴有耳前、颌下淋巴结大及压痛、全身畏寒、发热等。

【就诊】

眼科就诊。

【治疗】

（1）早期湿热敷或旋磁理疗：促进浸润吸收或硬结迅速化脓。

（2）手术切开：当炎症得到控制，脓液聚集形成波动感后可切开排脓，并适当清理坏死或肉芽组织，可以根据情况适当考虑放置引流条。在炎症消退后，如果仍旧留有残余的肉芽组织或者硬结，可以再次手术切除治疗。注意外麦粒肿的皮肤面切口应与睑缘平行，内麦粒肿的结膜面切口应与睑缘垂直。切忌不适当的挤压，以防炎症向眶内、颅内扩散，引起眶蜂窝织炎、海绵窦静脉炎、脑膜炎及脓肿等而危及生命。

（3）对顽固的经常发作的病例：可用自体免疫疗法。伴全身发热，耳前、颌下淋巴结肿大者可给抗生素类药物治疗。

五、耳鼻咽喉科疾病

（一）急性化脓性中耳炎

急性化脓性中耳炎是中耳黏膜的化脓性炎症，严重时可影响到黏膜下层、鼓膜、鼓窦和乳突。

急性化脓性中耳炎常常与"感冒"有关，在"感冒"数日后出现耳痛。再如患鼻炎、扁桃体炎、气管炎后可继发化脓性中耳炎。营养不良的儿童，机体抵抗力下降时容易患病。原有鼓膜外伤，不慎进入了污水可引起感染。

【诊断】

"感冒"数日后出现耳痛、听力下降，甚至发热；当耳膜穿孔后脓液流出，此时耳痛和发热症状反而减轻。儿童由于没有表述能力，常常表现为哭闹、拒奶、高热，只在当外耳道有脓液流出时才被发现。

患了急性中耳炎应及时检查治疗。同时，注意不可使用如庆大霉素、卡那霉素类等对听觉神经有毒性的药物滴耳；也不可使用粉末状药物灌入耳道内，因粉末会阻塞穿孔，使脓液流不出，反而导致感染扩散，甚至引起严重并发症。感染控制后如果鼓膜穿孔影响听力，可考虑行鼓膜修补术。

（二）过敏性鼻炎

过敏性鼻炎又称变应性鼻炎，是由过敏源（变应原）引起的。

典型的过敏性鼻炎为发作性、连续打喷嚏3个以上，继喷嚏以后出现流清水样鼻涕和鼻塞。喷嚏越多，清水样鼻涕越多。好发于早晨起床后。鼻塞严重者可伴有头痛。患者常感鼻痒，喜用手揉鼻，甚而鼻出血。

【就诊】

应到耳鼻咽喉科就诊。

【防治】

（1）首先应避免接触过敏源，如保持室内清洁、通风，减少螨虫繁殖。花开季节出门戴口罩，食物致敏者避免再食。

（2）针对过敏源进行减敏注射疗法，疗程一般较长。需在较大医院的耳鼻喉科及呼吸科专科医生的指导下进行。

（3）常用药有氯苯那敏（扑尔敏）、酮替芬等。局部使用抗过敏滴鼻剂也是常用的治疗方法。另外，还可以借助于中医中药。

(4) 手术。

(三) 慢性咽炎

慢性咽炎是咽黏膜、黏膜下及淋巴组织弥漫性炎症性疾病。

【病因】

急性咽炎未彻底治愈;咽周围有感染病灶,脓液长期刺激,如慢性鼻旁窦炎、牙周炎、慢性扁桃体炎等;生活没有规律,饮食不当和烟酒过度等;空气污染、化学性气体的刺激等。

【症状】

咽部不适、阻塞感、异物感、感觉有痰吐不出也咽不下,但不影响进食。也有的感到咽干、刺痛。有时可造成患者的紧张,疑有"肿瘤"。

【防治】

首先寻找病因给予治疗,如治疗鼻窦炎;养成良好的生活和饮食习惯,忌烟酒等;预防感冒;常用华素片、溶菌酶含片等含服。中医中药、微波激光对咽炎也有一定的疗效。

六、口腔科疾病

(一) 口腔溃疡

口腔溃疡俗称口疮,是口腔常见的黏膜病变,它具有周期性复发及自愈的特点。

口腔溃疡原因尚不清楚,可能和免疫功能紊乱、遗传、消化系统的慢性疾病(如消化不良、便秘等)、维生素缺乏、生活无规律、疲劳过度等有关。

主要采用中西医结合治疗,增强机体抵抗力。服用维生素B、维生素C、维生素E,也可小剂量使用激素,也可使用中药西瓜霜、锡类散等。局部也可贴敷具有消炎、止痛等作用的溃疡膜。

（二）龋齿

俗称"蛀牙",是一种慢性进行性破坏性牙疾病,发病率很高,被世界卫生组织列为第三大危害人类健康的疾病。

【危害】

破坏咀嚼消化功能;影响儿童牙颌系统的生长发育;较深的龋洞可引起牙髓病与颌骨炎,严重者可引发全身性疾病。

【防治】

必须在儿童时期就注意牙齿的保健,注意营养均衡,适量补钙。保持个人口腔清洁,掌握正确的刷牙方法,早晚刷牙,饭后清水漱口,及时清理牙缝内的食物残渣及细菌,睡前不进甜食。含氟牙膏也具有一定的防龋作用。定期去口腔科(医院)检查牙齿,做到早发现早治疗。

龋齿的治疗方法主要是限制或阻止病势的发展,多采用人工修复的方法填充龋洞或龋沟。

（三）牙周炎

牙周炎是发生在牙根周围的支持组织(牙龈、牙周膜、牙槽骨)的慢性进行性疾病。

【病因】

主要为牙龈炎、牙菌斑、牙结石、食物残渣、微生物以及机体抵抗力下降等。

【诊断】

通常表现为牙龈出血、牙颈部或龈下有结石,牙周发生脓肿时可有牙周溢脓、口臭。牙周炎晚期出现牙松动、脱落。

当有上述表现时应去口腔专科(医院)检查治疗。

七、肿瘤科疾病

(一) 为什么会发生肿瘤

肿瘤的发生其实是一个极其复杂的过程,目前医学界普遍认为可能是基因与基因、基因和环境共同调控的结果。基因是指携带有遗传信息的 DNA 或 RNA 序列,也称为遗传因子,是控制性状的基本遗传单位。基因通过指导蛋白质的合成来表达自己所携带的遗传信息,从而控制生物个体的性状表现。

1. 内因

如果机体内部的某些条件或状况适合外界环境中致癌物质的作用,这些人群就具备了癌症发病的内因。包括精神因素、内分泌失调、免疫缺陷与遗传因素等。约有 60% 的癌症患者在发病前有明显的精神创伤史。内分泌紊乱可能与乳腺癌、前列腺癌发病有关。先天性免疫缺陷或长期应用免疫抑制药的人群中,肿瘤的发病率较高。遗传因素与癌的发病有密切关系,如患有错构瘤病综合征、遗传性皮肤病、染色体脆弱综合征等遗传病者,约 10% 发生恶性肿瘤,一些致癌外因诱发肿瘤时也都通过遗传因素起作用。

2. 外因

外界致癌因素是引起癌症的重要刺激因素,80% ~ 90% 的癌症是由环境因素引起的。已知致癌因素有化学、物理、生物、营养等几种,较重要的有以下几项:

(1) 吸烟与被动吸烟:肺癌患者中吸烟者是不吸烟者的 10 倍;吸烟者肺癌、喉癌、食管癌、膀胱癌、口咽癌的发病率也比不吸烟者高。吸烟量与癌症发病关系尚不明确,即使接触烟草的烟雾量不大也会发生癌症。近年来还发现,经常生活在嗜烟者烟雾环境中的不吸烟者,发生癌症的机会也多。

(2)职业因素:因长期接触煤焦油、芳香胺或偶氮染料、亚硝胺类化合物等而致的职业性癌,可占全部癌症的2%~8%。职业性癌一般有相当长的潜伏期,发生在皮肤、泌尿道、呼吸道等部位的职业性癌较常见。

(3)放射线及紫外线:电离辐射(X射线、γ射线)所诱发的癌症约占全部癌症的3%,紫外线照射可诱发皮肤癌或恶性黑色素瘤。

(4)膳食:人类的饮食结构和习惯与消化道癌关系密切。膳食中脂肪过多易诱发乳腺癌、大肠癌;水果和蔬菜可降低大肠癌的发病;有些食品添加剂具有致癌作用;腌、熏食品和一些蔬菜、肉类、火腿、啤酒中可能含有致癌的亚硝酸盐和硝酸盐;含有黄曲霉毒素的食品与肝癌发病可能有关。

(5)药物:治疗癌症的各种抗肿瘤药特别是烷化剂,本身也具有致癌作用;此外,某些解热镇痛药、抗癫痫药、抗组胺药、激素类等与癌症的病因有关。

(6)寄生虫与病毒:血吸虫病可引起膀胱癌;中华分支睾吸虫可引起胆管癌。迁延性乙型肝炎所致的肝硬化患者容易发生肝癌;单纯疱疹病毒与宫颈癌的发病有关。许多病毒可以诱发动物肿瘤,但在人类尚缺乏直接证据。

(二)如何预防肿瘤

第一级预防:又称病因预防。针对人群对致癌因子的暴露,在癌症的易感阶段所进行的工作。主要任务是消除或减少致癌因子的暴露,防止恶性肿瘤的发生,降低人群中恶性肿瘤的发病率和死亡率。

第二级预防:指在癌前病变阶段进行及时治疗,以预防癌症的发生。通过有效的人群筛检手段,早期发现、早期诊断和早期预防,提高生存率,降低死亡率。

第三阶段:指临床诊断后的治疗、康复阶段。推行合理的治疗方案,开展及时的康复治疗和指导,减轻癌症患者的痛苦,并预防疾病对未来的影响。提高生存率,改善生存质量。

预防肿瘤的措施包括增强机体抵抗力、保护及改善环境、消除或避免致病因素。具体措施如戒烟、做好食品的防霉去毒、改变不良饮食习惯(不吃或少吃酸菜、咸鱼干、烤肉、烟熏食品等,多吃新鲜食品)。合理调配饮食(适量多吃富含维生素A、维生素C、维生素E及β-胡萝卜素的食品,多吃新鲜蔬菜和水果,也要注意微量元素锌和硒的摄取),避免或减少接触职业致癌因素、消除环境污染及治疗癌前病变等。

(三)常见肿瘤

1. 头颈部肿瘤

鼻腔及鼻窦恶性肿瘤、鼻咽癌、口腔癌、喉癌、涎腺肿瘤、颅内肿瘤、甲状腺癌、舌癌。

2. 胸部肿瘤

肺癌、食管癌、贲门癌、乳腺癌、纵膈肿瘤。

3. 消化系统肿瘤

胃癌、大肠癌及乙状结肠和直肠癌、肝癌、胰腺癌与壶腹周围癌、胆道癌、小肠恶性肿瘤。

4. 泌尿生殖系统肿瘤

肾癌、前列腺癌、膀胱癌、睾丸恶性肿瘤、阴茎癌、子宫颈癌、子宫内膜癌、卵巢癌。

5. 骨及软组织肿瘤

（1）软组织和皮肤肿瘤：恶性纤维组织细胞瘤、横纹肌肉瘤、滑膜肉瘤、皮肤恶性黑色素瘤。

（2）骨肿瘤：骨肉瘤、尤文氏肉瘤。

6. 淋巴及血液系统肿瘤

淋巴瘤、多发性骨髓瘤、急性白血病、慢性白血病、红细胞增多症、血小板增多症、骨髓增生异常综合征、骨髓纤维化、恶性组织细胞病。

第二节　异常防控——有了异常莫惊慌

一、血脂升高和脂肪肝

血脂包括：总胆固醇（TC，正常值 2.6～6.5 毫摩尔/升）、三酰甘油（TC，正常值 0.22～1.88 毫摩尔/升）、低密度脂蛋白-胆固醇（LDL-C，正常值 0～3.38 毫摩尔/升）和高密度脂蛋白-胆固醇（HDL-C，正常值 1.16～1.55 毫摩尔/升）。长期的 TC、TG、LDL-C 增高，可造成隐匿性、渐进性、全身性的损害。为便于选择，在此将常见的每 100 克食物的胆固醇含量分述如下：

每 100 克食物中含胆固醇量在 100 毫克以下的食物：海参（不含胆固醇）、瘦猪肉、瘦牛肉、瘦羊肉、兔肉、鸭肉、鲫鱼、青鱼、草鱼、带鱼、大黄鱼、鲳鱼、鲑鱼、马鲛鱼、白鱼、白虾、海蜇、牛奶、脱脂奶粉、羊奶等。

每 100 克食物中含胆固醇量在 100～200 毫克的食物：肥猪肉、猪心、猪肚、猪肠、猪舌、广州腊肠、猪肉松、牛肚、肥羊肉、羊肚、鸡肉、鸽肉、鸭肉、鲢鱼、黄鳝、鳗鱼、梭鱼、对虾、青虾、螺肉、全脂奶粉、干酪等。

每 100 克食物中含胆固醇量在 200～300 毫克的食物：牛肝、鸡肫、甲鱼、鱿鱼、螃蟹、蚶肉、黄油等。

每 100 克食物中含胆固醇量在 400～500 毫克的食物：猪腰、鸡肝、蟹黄(鲜)、鸭肝等。

每 100 克食物中含胆固醇量在 600～700 毫克的食物：全鸡蛋、全鸭蛋、全松花蛋、全鹌鹑蛋、小虾米等。

每 100 克食物中含胆固醇量在 1500～3000 毫克的食物：鸭蛋黄、鸡蛋黄、鸡蛋粉、鹅蛋黄、羊脑、牛脑、猪脑等。

表 3-2　常见食物中所含胆固醇量

食物项目	100 克食物中可食部	胆固醇含量（毫克）	食物项目	100 克食物中可食部	胆固醇含量（毫克）
猪油(炼)	100	93	凤尾鱼(罐头)	86	93
牛油(炼)	100	135	罗非鱼	58	86
羊油(炼)	100	107	鲨鱼	54	70
鸡油(炼)	100	107	银鲳	69	77
鸭油(炼)	100	83	对虾	70	193
大黄鱼	67	88	海蜇	100	8
黄花鱼子	100	819	海蜇皮(水发)	100	16
小黄鱼	64	74	海参(鲜)	100	51
带鱼	74	76	海螃蟹	55	125
海鳗	67	71	河螃蟹	52	267
大马哈鱼	68	101	淡菜(鲜)	49	123
丁香鱼(干)	100	379	淡菜(干)	100	493
大马哈鱼子	100	486	蛤蜊(群)	36	156
鳕鱼(明太鱼)	45	114	墨鱼	66	226
银鱼	100	361			

二、高血压及临界高血压

血压(BP,正常值见表3-3),据对30个省、市、自治区950 356人群高血压病的抽样调查显示,我国高血压病患病率高达11.88%,在中老年人群中发病率达25%～40%,即每3个家庭中就有1名高血压病患者,每年还在以350万人的速度向上递增。

表3-3 正常血压与高血压分类

类别	收缩压(毫米汞柱)	舒张压(毫米汞柱)
正常血压	<120	<80
正常高值	120～139	80～89
高血压	≥140	≥90
1级高血压(轻度)	140～159	90～99
2级高血压(中度)	160～179	100～109
3级高血压(重度)	≥180	≥110
单纯收缩期高血压	≥140	<90
低血压	<90	<60
脉压差	30～40	

对高血压及临界高血压,应引起足够重视,舒张压(低压)高于90毫米汞柱时,应定时测量血压,如确属高血压时,应在专科医师的指导下进行系统、规范的治疗。

高血压病的主要危害是对心、脑、肾等脏器的损害。长时间的高血压得不到有效控制,易诱发急性心肌梗死、脑出血、脑血栓等急危重症及慢性肾功能衰竭(尿毒症)等,一般在6:00～10:00、14:00～15:00、洗澡后1小时、餐后1～2小时、性生活时、上卫生间大便时这些时段发病较多。所以,最好每季度测量1次血压，防止造成知晓率低、治疗率低、控制率低引起高患病率、高致残率、高死亡率的严重后果。

在服用降压药物时，宁可忘一切，不可忘吃药。做到"三不随意"：① 不随意服药，非用不可时应在医师指导下用药；② 不随意更换药，使用经济、安全、有效、方便和用量小的有效药后，切忌见异思迁，跟着广告"走"随意更换降压药物；③ 不随意停药，尤其是当使用降压药物后相关症状消失或血压被控制时，自认为"正常"而随意停药或时服时停，在服用药物上关键是要有信心和恒心。

高血压患者，在坚持前述"三个不随意"，按医嘱认真服药的同时，注意控制情绪，保持乐观心态，避免精神刺激；注意防寒保暖，充足睡眠；戒烟戒酒，饮食清淡，每天食盐量不超过6克；多食新鲜蔬菜、水果；多饮水，特别是晨起后、晚睡前各饮1杯温开水（约250毫升），有效预防便秘，保持大便通畅等良好生活习惯，这对治疗起着辅助的作用，切不可朝令夕改，随意废弃。

防中风要诀

心脑血管要注意，以下几点需牢记。
切记饮食勿过饱，低脂盐淡防便秘。
适度锻炼稳情绪，久看电视亦不利。
不可骤停降压药，半身麻木早诊治。
谨慎小心不为过，防止中风保无虞。

三、血糖增高

（一）血糖（GLU）

血糖（正常值为3.4~6.1毫摩尔/升）。血糖增高是糖尿病早期的表现形式之一，如控制不好，极有可能发展到糖尿病。所以，在血糖升高时，采取积极有效的方法，控制升高的血糖是预防糖尿病发生最主要、最有效的方法。

（二）防治方法

1. 管住嘴

控饭量，菜充饥，忌饮酒，不吃甜食。

2. 勤动腿

以饭后 30~60 分钟走路运动最为有效。首先做肢体伸展与快步行走运动 10 分钟左右，然后进行跑步运动，当每分钟脉搏数+年龄数=170 时，持续 20~30 分钟（注意：在运动中如强度达不到标准、持续时间不够，收不到好的效果，为达预期目的，务必坚持、坚持、再坚持），最后做慢走放松活动。运动后疲劳感于 10~20 分钟消失为宜（患有心、脑血管疾病者应在医师的指导下适当运动。此运动方式也适用于减肥和经常性的锻炼）。其他运动项目、强度、时间、频度、方式等，根据各自所处环境和情况选定。无论选择何种锻炼方式健身，都应遵循因人、因时、循序渐进、持之以恒、安全有效的原则。由简单项目做起，由小运动量开始，由简到繁，强度由弱到强，时间由短到长和兼顾由静到动、由动到静、动静交替、上下交替、左右交替、前后交替逐步过渡的原则。

雾天或早晨 7:00~9:00 不宜在树林进行室外锻炼，因此段时间的二氧化碳含量是一天中最高的，空气是最不清洁的。雾气紧贴地面极易吸附可溶性有毒有害颗粒、微粒，如酸、碱、苯、酚、尘埃、病原微生物等，这些被人体皮肤接触或吸入呼吸道后，对人体极为有害。每天的室外最佳锻炼时间为午后至傍晚的时段。在进行锻炼时应避免锻炼后立即洗冷水澡,避免大量饮水,避免大量喝冷饮,避免在强烈的阳光照射下运动和忌"起早贪黑"运动,忌运动前不做准备活动,忌不注意保暖,忌运动时用嘴呼吸。

3. 定期查

定期查血糖(餐后2小时查血糖,以进食第1口食物开始计算时间)。

4. 适时用

在医师指导下使用降糖食品、药物。

血糖升高若控制不好,将逐渐出现糖尿病的相关症状。

糖尿病不可怕,可怕是引发的并发症。糖尿病是全球性严重的公共卫生问题之一,国际糖尿病联盟的数据显示,全球范围内每10秒钟就有1名糖尿病患者死亡、2名被诊断为新发糖尿病患者。

早在2 000多年前春秋战国时期成书的经典医书《黄帝内经》中,就对糖尿病的病因病机、主要表现、预后转归等进行了系统论述,古人称为"消渴"。预防糖尿病的发生要从热爱劳动、积极锻炼、增强体质、合理膳食、多吃水果蔬菜、戒烟限酒开始,适量摄取高热量食物,保持标准体重,这样才能创造健康未来。

(三)糖尿病的并发症

糖尿病患者在出现并发症前,除血糖升高外,一般都有"三多一少"表现,即吃的多、喝的多、尿的多,体重减轻。并发症有急、慢性之分。

1. 急性并发症

主要有糖尿病酮症酸中毒、非酮症高渗性昏迷、乳酸性酸中毒、低血糖等,治疗不及时可危及生命。

2. 慢性并发症

主要有急性心肌梗死、脑出血,慢性肾功能衰竭(尿毒症),眼视网膜黄斑病变、白内障,下肢痉挛性疼痛和糖尿病足等。目前的医学科学技术还不能根治此类顽症,只能对症处理。治疗糖尿病最有效的是:早控高血糖,早防并发症(表3-4)。

> **糖尿病患者食疗谣**
>
> 饮食清淡为最佳,五谷杂粮并不差。
> 一日三餐八分饱,饥饿辅以菜豆瓜。
> 炒菜油脂选素油,多用蒸煮少煎炸。
> 甘肥咸食均不宜,贪杯痛饮更可怕。
> 体弱消瘦嘴发馋,适量瘦肉鸡和鸭。
> 豇豆薏米麦片粥,清热利湿效果大。
> 花生青菜治便秘,便溏食芡实山药。
> 天麻煮鸡治头晕,白芹降糖同降压。
> 消瘦多喝羊肉汤,肥胖患者食冬瓜。
> 莲子芡实治尿频,二目昏花杞菊茶。
> 烟酒之物莫沾唇,平素饮食忌辛辣。
> 补充蛋白和钙质,牛奶鲜鱼与豆腐。
> 血脂若高多食醋,醋蛋山楂降脂压。
> 糖尿患者重食疗,效果不比药物差。
> 惜气存精更养神,少思寡欲勿劳神。
> 多食杂粮宜清淡,开朗乐观莫生气。
> 精神内守真气存,良药苦口病离身。
> 饭后宜常慢步走,消食健脾妙如神。
> 一年四季常锻炼,身体安康度百春。

表3-4 常见食物血糖生成指数(GI)表

谷物与调味料	GI值	蔬菜、水果类	GI值	饮品类	GI值	甜点与肉类	GI值
法式面包	93	马铃薯	90	冰淇淋	65	巧克力	91
吐司面包	91	胡萝卜	80	乳酪	35	甜甜圈	86
乌冬面	85	玉米	70	牛奶	25	爆米花	85
年糕	82	地瓜	55	原味酸奶	25	炸薯条	85
奶油面包	83	豌豆	45	可乐	47	海绵蛋糕	82
白米饭	81	番茄	30	热巧克力	47	煎饼	80
玉米片	75	黄豆	30	鲜柳橙汁	42	仙贝	80
蛋糕、松饼	75	酪梨	27	无糖咖啡	16	饼干	70
牛角面包	70	四季豆	26	无糖红茶	10	巧克力蛋糕	48
意大利面	65	菠菜	15			布丁	47
荞麦面	61	香菇、萝卜、芹菜、青椒、花菜等	0~25			果冻	46
黑麦面包	58	凤梨	65			黑巧克力	22
糙米	55	西瓜	60			果仁类	15~30
全麦面包	50	香蕉	55			牛、猪、鸡肉	45~49
早餐谷片	45	葡萄	50			鱼	40
粉丝	32	苹果	39				
黑糖	93	猕猴桃	35				
枫糖浆	73	柳橙	31				
胡椒	73	葡萄柚	31				
奶油	30	草莓	29				
		木瓜	25				

四、血尿酸增高

血尿酸(UA)正常值为男性202～416微摩尔/升,女性143～339微摩尔/升,增高者,应严格控制高嘌呤食物的摄入和忌酒。控制高嘌呤食物如海鲜、动物内脏、豆腐及其豆制品的摄入,而忌酒是降低血尿酸、防治痛风的首选重要手段。

1. 常见高嘌呤食物

各类酒。

荤菜:动物内脏(肚、脑、肝、肠、肾、肺等)、海鲜、肉汤。

素菜:菠菜、扁豆、豌豆、大豆及豆类制品(豆花、豆腐)等。

粗粮:玉米、高粱、糙米。

2. 常见低嘌呤食物

荤菜:鸡蛋、牛奶、鳝鱼、河虾。

素菜:萝卜、黄瓜、茄子、海带、西红柿、胡萝卜等。

细粮:精米、白面。

血尿酸特别高者,应到医院进行专科治疗。

五、前列腺增生

少饮或不饮酒,少食或不食辛辣食物,常食生南瓜子,适度的性生活,可预防前列腺增生,轻者定期复查,重者专科治疗。

六、癌症早期征兆

癌症前征兆即癌前病变,早期虽无特征性表现,但不等于无蛛丝马迹。防癌治癌并不难,多食果蔬不抽烟;足够重视癌前征,早期治疗是灵丹。饮食防癌"四多""四少",即多吃新鲜蔬菜、水果,多吃富含纤维的食物,多吃食用蕈(蘑菇)类,多吃薯类和豆制品(血尿酸不高者);少吃动物脂肪,少吃腌渍制品,少吃熏烤、油炸食物,少吃辛辣调味品。有不少癌症,在发展为癌症之前,常有一个相当长的"良性"过程。因此,警惕下述疾病和不明原因的征兆,可有效预防和显著提高治愈率。

> 宫颈、直肠、结肠、胆囊和胃息肉。
>
> 乳腺囊肿病、乳头状瘤、纤维瘤,特别是家族中有乳腺癌史者。
>
> 肝癌与肝硬化有密切关系,而肝硬化大多与血吸虫病、乙肝、酒精肝、丙肝等治疗不及时、不彻底有关。
>
> 胃溃疡、糜烂、萎缩、肥大性胃炎易致胃癌。
>
> 经久不愈的溃疡、瘢痕和瘘管,特别是小腿上的慢性溃疡,外伤和化学损伤性溃疡,大面积烧、烫和冻伤后的瘢痕,长期存在的骨髓炎和结核性瘘管等。
>
> 发生于唇、舌、子宫颈、外阴等处黏膜白斑。
>
> 皮肤的慢性营养不良性皮炎、角化症、疣、色素痣、乳头状瘤等,尤其是易受摩擦部位。
>
> 隐睾和睾丸下降不全的易发生睾丸肿瘤。
>
> 包皮过长和包茎常因存积包皮垢,易致阴茎癌和性伴侣宫颈癌。
>
> 子宫颈糜烂、外翻。

另外,在生活中如果有以下情况也应该及时关注,具体为:

晨起鼻涕中带血,经常出现鼻塞、鼻出血、单侧头痛或伴有复视。进食哽噎,在下咽过程中胸骨后闷胀、灼痛、异物感,哽噎在同一部位,停止进食后消失,呈进行性加重的吞咽不畅。

久治不愈的干咳无痰、痰中带血、咯血、声音嘶哑。

耳后、锁骨上窝、颈部淋巴结肿大和甲状腺、腹部出现结节肿块。

口腔、唇、舌、胃、皮肤等部位久治不愈的溃疡。

皮肤上隆起肿物,表面粗糙不平,逐渐增大,破溃渗液、渗血、结痂易剥离出血。

不明原因的长期消化不良,进行性食欲减退、消瘦。

大便时间改变、次数增加、便秘、便细,顽固性便稀、腹泻,或便秘、腹泻交替、持续性腹胀或隐痛,大便带血、黑便。

反复出现排尿困难,无痛性全程血尿、尿频、尿急、尿痛及腹部肿块。

阴茎、龟头局部红肿、破溃,渗出脓性臭味分泌物。睾丸或其他软组织单个结节或肿块。

乳腺肿块、乳头凹陷、有血性、咖啡样液溢出。

女性外阴溃疡,隐痛或瘙痒,触之易出血。经期外或绝经后不规则阴道出血,脓、血性或米汤样分泌物增多。

色素痣,持续瘙痒、破溃或反复感染出血,周围有点状红晕或小黑点突然增大,原来有的痣毛脱落。

第四章

救治常识

古人云:"天有不测风云,人有旦夕祸福。"每个人、每个家庭都有可能遇到意外不测。在发生危急情况时,果断、准确、及时、有效的第一处置可以挽救宝贵的生命。

第一节 施救流程与禁忌
——如果不懂必定会出大乱子

一、掌握施救流程是规范处置的关键

平时应收集好就近医务人员的手机、固定电话号码,并记在醒目易找到处,熟悉定点或就近医疗机构。身边无人照顾的应与邻居、亲属约定施救联系方式。在急危重症发生时,时间就是生命,一般应按下列流程实施:

(1)立即拨打"120"。如遇"120"无法接通,可拨打其他求助电话,如"110""119""999"等请求救援。接通后,至少向对方报告下列内容:

伤病者姓名、性别、年龄,联系人电话、姓名等。

详细地址、因何病、受何伤、主要表现、已采取的初步措施(服药、吸氧、止血、包扎、固定等)。

如有可能,报告伤、病者既往病史,如冠心病、高血压、心绞痛、脑出血、精神病等,长期服药的药名、时间、剂量等。

约定等候处交通要道、公交车站、标志性建筑物和听取救援中心的要求、注意事项等。呼救后,派人到约定处等待迎候。把需要送院就诊伤、病者所需的过去病历,就诊费用及所需物品准备齐全,为尽早送诊做好准备。

(2)患者在室内时,应清除楼道、走廊杂物;在野外时要先选好捷径通道,为担架、车辆的快速通行做好准备。

(3)在救护人员到达后,应详细介绍伤、病情,变化过程,以保证施救的连续性和完整性。

二、施救的禁忌

(1)急性腹痛,在诊断未明确之前,忌用止痛药、进食和饮水,以免掩盖病情,延误诊断,严重者应立即前往医院就诊。

(2)腹部受伤内脏突出忌立即复位,应先用消毒敷料盖住突出的内脏,送医院彻底消毒处理后再复位,防止感染。

(3)使用止血带时忌扎时间过长,一般每隔1小时、冬季半小时,放松2~3分钟,并做好记录,防止远端肢体缺血坏死。

(4)昏迷患者忌取仰卧位,应取侧卧位。

(5)有心源性哮喘者忌取平卧位。

(6)脑出血者忌随意搬动。在活动中突然跌倒昏迷,很可能是由脑出血引起,随意搬动会使出血加重,应平卧、抬高头部,立即送医院救治。

（7）对有小而深的伤口忌立即包扎。被利器刺伤后立即包扎会使伤口缺氧，导致厌氧菌生长，应在彻底清创、消毒后才能包扎，并注射破伤风抗毒素。

（8）腹泻者忌乱用止泻药。未消炎之前乱用止泻药会使毒素难以排出，使肠道炎症加重。

（9）解救触电者未切断电源前，忌徒手施救。

（10）遇脑外伤昏迷者忌晃动头部，属高空坠落伤者忌抱头搬脚移动。

（11）在施救有机磷农药中毒时，属敌百虫中毒，禁用肥皂水；属硫磷类［甲拌磷（3911）、内吸磷（1059）、对硫磷（1605）、甲基对硫磷（甲基1605）、棉安磷、多灭磷、三硫磷、皮蝇磷等］中毒，禁用高锰酸钾（PP粉溶液）冲洗皮肤、头发和洗胃。

第二节　常见急症急救措施
——给生命多一份保障

一旦发生急危重症，应迅速与有救治能力的医疗机构联系，寻求及时、有效的救治。但在医务人员还未到达之前，最重要、最关键的是能针对发生后的具体情况和现场条件，做出相应的处置，对后续抢救能否成功起着相当重要的作用。在生活中急危重症很多，不一一赘述，现将常见的、多发的分述如下。

一、心绞痛

多半由过度疲劳（运动过量、体力负荷过重），暴饮暴食，情绪激动，精神紧张，寒冷刺激，便秘等诱发。去除诱因,舌下含服硝酸甘油片后症状应在1~2分钟内减轻或消失。

1. 发生后表现

(1) 疼痛部位及放射:胸骨后,心前区,放射至咽、肩、上肢、上腹部。不典型者疼痛可出现在上腹部、颈部、下颌及左肩胛部。

(2) 疼痛性质:为压迫、憋闷、堵塞等钝痛不适感。

(3) 持续时间及发作过程:胸痛由轻到重,在高峰期持续数分钟,诱因消除后胸痛逐渐缓解,一般3~5分钟,很少超过15分钟,超过30分钟者应想到有心肌梗死的可能。

2. 现场自救互救

(1) 立即就地平卧休息,解开衣扣。系女性者,松开胸衣,避免过紧,影响呼吸。

(2) 舌下含服每片含量为0.5毫克的硝酸甘油片半片至2片或每片含量为5毫克的硝酸异山梨酯(消心痛片)5~10毫克(1~2片),初次给药后若胸痛未缓解,3~5分钟后可重复含服。服药时宜取坐位,若取站立体位服药,因头部位置较高,全身血管扩张,血压降低易引起晕厥;若取平卧体位服药,因心脏位置较低,致大量血液回到心脏,易加重心脏负担。服药时将药片嚼碎后,压在舌下含服,见效更快,效果更好。

(3) 有条件者给予吸氧。

(4) 情绪激动、烦躁恐惧者给予口服0.5毫克的地西泮(安定)片2片或每片含量为1毫克的艾司唑仑(舒乐安定)片1片。

(5) 如无上述药物或在舌下含服上述药物的同时,可按压至阳穴位(位于人体背部的第7~8胸椎棘突之间)。

（6）在疼痛的心前区、左肩部，可用周林频谱仪或神灯（TDP）治疗机照射，可缓解疼痛。

（7）在上述处理后，无缓解或症状已消失，应立即用担架、车辆送医院治疗。

二、急性心肌梗死

发病在近年有年轻化的趋势，值得警惕。

1. 发生后表现

（1）发病先兆：约有2/3的患者在发病前1~2天有心绞痛或原有心绞痛突然频繁发作或程度加重。部分患者出现上腹疼痛、恶心欲吐或胸闷憋气、心慌、头晕，感觉疲乏无力，休息后不能恢复，但不出现胸痛。

（2）疼痛：是急性心肌梗死最常见的起始症状，典型者为胸骨后压榨性、窒息性疼痛，有濒死感，伴随烦躁、大汗、呼吸困难，持续30分钟以上，甚至十几小时，舌下含服硝酸甘油片后效果差；不典型者有右胸、下颌、牙齿、颈部疼痛；无痛型占15%~20%，尤其是老年人，应引起重视，以防误诊，延误救治时机。

（3）晕厥：以突发晕厥为起始症状的多见于下后壁早期梗死。

（4）猝死：发病即为心室颤动，表现为猝死。

2. 现场自救与互救

（1）一旦发现有心梗的先兆症状，应立即停止运动和体力负荷，平卧休息，避免搬动和刺激。消除紧张、惊慌、恐惧心理。

（2）在给予舌下含服每片含量为0.5毫克的硝酸甘油片1~2片（嚼碎后再压在舌下，见效更快，效果更好）。如未见效,在 3~5 分钟后,可重复使用 1 次。服药时宜取坐位,若取站立体位服药,因头部位置较高,全身血管扩张,血压降低易引起晕厥;若取平卧体位服药,因心脏位置较低,致大量血液回到心脏,易加重心脏负担。据最新研究报道,在使用硝酸甘油片的同时,嚼服每片含量为 50 毫克的拜阿司匹林肠溶片 1~3 片(有消化道溃疡、维生素 K 缺乏、血友病、血小板减少者禁用),可减少死亡率 23% 以上。同时,按压至阳穴,见效更快。

(3)有条件者给予吸氧。

(4)疼痛明显者,给予肌内注射吗啡 5 毫克~10 毫克或哌替啶(度冷丁)50 毫克~100 毫克,疼痛缓解不明显者可按上量重复使用。但有慢性阻塞性肺气肿者禁用吗啡。

(5)在施救的同时,最好与建有"心梗绿色通道"的医院联系(此单位有专用救护车,车上有心血管专家、相关药物和抢救设备,在送院途中即可根据患者的病情变化进行施救),可大大缩短抢救时间,提高抢救成功率。如北京朝阳医院对此类患者的抢救成功率高达 98% 以上。

三、脑血栓

1. 发生后表现

(1)年龄多在 50 岁以上,有动脉硬化、高血压或心脏病史。

(2)多在安静状态,清晨睡醒时发现。

(3)神志大多清楚。可有语言不清、失语、偏瘫、单瘫、复视、短暂性一侧视力丧失。

2. 现场自救互救

勿恐惧、惊慌,迅速送医院检查确诊,及时、有效使用中西药物抗凝、溶栓。在发生后立即嚼服每片含量为50毫克的拜阿司匹林肠溶片1~3片(有消化道溃疡、维生素K缺乏、血友病、血小板减少者禁用),可减少致残率和降低死亡率。

四、脑出血(中风、脑溢血、脑卒中)

1. 发生后表现

发病急骤,多在白天情绪激动、大量饮酒、过度劳累后突然发病,病情进展快,可出现失语、偏瘫、双侧瞳孔不等大、大小便失禁等。

2. 现场自救互救

保持安静,减少搬动。

就地侧卧,使头偏向一侧,头部抬高30度,以利口腔内分泌物、呕吐物流出和颅内静脉回流。

有抽搐症状者,置平卧位。

有条件者给予吸氧,头部置冰袋。

立即送医院,途中要尽量减少颠簸。

五、高血压急症

1. 发生后表现

高血压急症系指部分高血压患者在短期内(数小时至数天)血压急剧升高,舒张压(低压)常在120 mmHg以上,出现心悸、头昏、剧烈头痛、呕吐、抽搐、昏迷等严重症状。临床可分为恶性高血压、高血压危象、高血压脑病3种。

第四章 救治常识

2. 现场自救互救

（1）舌下含服每片含量为10毫克的硝苯地平（心痛定）1～2片或每片含量为10毫克的硝酸异山梨酯（消心痛片）1～2片。

（2）捏手掌心可作为紧急降压措施。方法：先从右手开始，用左手的大拇指按压右手掌心，并从手掌心一直向上按压到指尖，从手掌心起至每根指尖。然后再用同法按压左手。

六、急性呼吸道异物堵塞的急救（海姆立克急救法）

我国每年有大量的呼吸道异物窒息导致死亡的病例，根据中国资料分析，由意外损伤造成的死因中主要为意外窒息，占婴儿意外死亡中的90%，而导致窒息的主要原因就是气道异物阻塞，使孩子的呼吸完全不能进行，因此，意外一旦发生几乎没有入院急救的机会。

（一）症状

食物、异物卡喉常见于进食或口含异物时嬉笑、打闹或啼哭而发生，尤其多见于儿童。表现为突然呛咳、不能发音、呼吸急促、皮肤发紫，严重者可迅速出现意识丧失，甚至呼吸心跳停止。异物卡喉的患者，不能说话，不能呼吸，也不能咳嗽。此时患者可能会用一只手或双手抓住自己的喉咙，此即"海姆立克"征象。

（二）急救措施

1. 应用于成人

（1）抢救者站在患者背后，用两手臂环绕患者的腰部。

（2）一手握拳，将拳头的拇指一侧放在患者胸廓下和脐上的腹部。

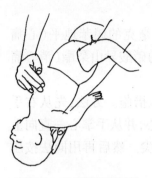

图4-1 小儿呼吸道异物堵塞施救法

(3)用另一手抓住拳头、快速向上重击压迫患者的腹部。

(4)重复以上手法直到异物排出。

2. 应用于婴幼儿

使患儿平卧,面向上,躺在坚硬的地面或床板上,抢救者跪下或立于其足侧,或取坐位,并使患儿骑在抢救者的两大腿上,面朝前。抢救者以两手的中指或示(食)指,放在患儿胸廓下和脐上的腹部,快速向上重击压迫,但要很轻柔。重复之,直至异物排出。

3. 自救

可采用上述用于成人4个步骤的2、3、4三点,或稍稍弯下腰去,靠在一固定的水平物体上(如桌子边缘、椅背、扶手栏杆等),以物体边缘压迫上腹部,快速向上冲击。重复之,直至异物排出。

4. 用于无意识的患者

使患者仰平卧,抢救者面对患者,骑跨在患者的髋部用抢救者的一手置于另一手上,将下面一手的掌跟放在胸廓下脐上的腹部,用你抢救者身体重量,快速冲击压迫患者的腹部,重复之直至异物排出。

5. 合并症

海姆立克手法虽卓有成效,但

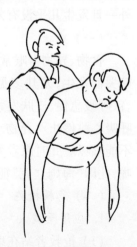

图4-2 急性呼吸道异物堵塞的急救

也可产生合并症,如肋骨骨折、腹部或胸腔内脏的破裂或撕裂,故除非必要时,一般不随便采用此法。如果患者呼吸道部分梗阻,气体交换良好,就应鼓励患者用力咳嗽,并自主呼吸;如患者微弱,咳嗽乏力或呼吸道完全梗阻,则立刻使用此手法(图4-2)。在使用本法成功抢救患者后应检查患者有无并发症的发生。

6. 喉气管异物窒息的预防

当然,重要的还在于预防进食时避免食物和异物卡喉,应注意以下几点:将食物切成细块;充分咀嚼;口中含有食物时,应避免大笑、讲话、行走或跑步;不允许儿童将小的玩具放在口中。

有以下情况者,进食时应格外注意:有假牙者;饮酒后进食者。

七、昏厥(晕厥)

1. 发生后表现

昏厥又称晕厥、虚脱、昏倒,是一过性脑缺氧、缺血或脑血管痉挛而发生的暂时性知觉丧失现象。昏厥时因知觉丧失而突然跌倒,历时数秒至数分钟。昏厥发作的诱因可有精神或情绪刺激、焦虑、恐惧、疼痛等。

在昏厥发生前常有全身无力、发软、头晕、眼黑目眩症状;晕倒后,可见面色苍白或出冷汗、脉搏细弱、手足变凉等。轻度昏厥发作时多处于立位或坐位,瘫倒后,双眼无神、意识不清、呼吸深沉微弱,此类患者多数经平卧数秒至数分钟后,可自行清醒,醒后可有头痛、头晕、乏力等症状,或有暂时性的记忆下降、精神恍惚。

2. 现场自救互救

（1）将患者置于空气流通处，解开领扣、腰带、胸衣，平卧，抬高双腿，使头部稍低（图4-3），以保障脑部血液供应，随时观察患者呼吸、脉搏等情况。

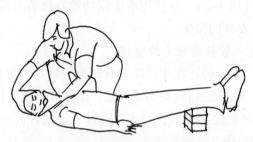

图4-3　晕厥患者置头低足高仰卧位示意图

（2）施救者可用双手按压患者四肢，向心脏部位推压针刺或用手按压昆仑穴（位于外踝高点与跟腱之间的凹陷处）、合谷穴（位于手背，第1、2掌骨之间，约平第2掌骨中点处）、内关穴（位于腕横纹肌上6厘米2寸，掌长肌腱与桡侧腕屈肌腱之间）、涌泉穴（位于脚掌前1/3中心凹陷处）图(4-4)，促其苏醒。

（3）对有外伤者给予正确处置。

（4）苏醒后可给予饮糖水、热茶等饮料，促其恢复。

（5）护送至医院做进一步检查，针对病因治疗。

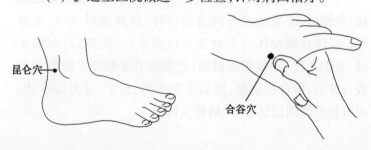

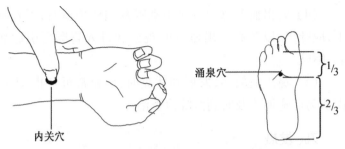

图 4-4　对晕厥者施救所用穴位示意图

八、鼻出血

1. 发生后表现

（1）鼻出血多发生于一侧，若出血后置平卧位，易致出血反流至鼻咽部，经对侧鼻腔流出，在实施止血时应注意判断，首先出血或出血量多的一侧多为出血侧。

（2）少量出血多无全身症状，出血量达 500 毫升以上时，可有头昏、口渴、乏力、面色苍白等，出血量达 500 毫升~1 000 毫升时，可出现胸闷、出冷汗、脉搏无力、血压下降等。

2. 现场自救互救

（1）对出血较多、时间较长者，施救者应沉着，安慰被救者，稳定情绪，消除紧张、恐惧心理。

（2）对突然大量出血者，应取卧位或半卧位，头偏向一侧。

（3）在家中、野外、旅途中，可在毛巾上湿上冷水后敷于出血侧的颈部和额部；若出血仍不止，可用手指把出血侧的鼻翼向鼻中隔方向压迫约 5 分钟；若再不能止血，可用干净纸团、布团或无菌纱布、棉球填塞鼻腔止血。仍无效者应速送医院。

（4）若出血者感觉有血由咽喉部向体内流时，不宜咽下，应吐出，以免影响出血量的观察和进入胃肠后引起恶心、呕吐。

（5）鼻出血较多，发展到休克时，出血常可自止，不可误认为已愈而不及时到医院检查治疗。

九、发热

1. 发生后表现

（1）发热多由感染性和非感染性所引起，体温在37.2℃~37.8℃为低热，在37.9℃~38.3℃为轻度发热，在38.4℃~39℃为中度发热，在39℃以上为高热，无论何种类型的发热，都应及时处理。

（2）当体温骤然升高（一般在38.5℃~40℃或更高）时，大多有烦躁、精神差，部分患者有突然头向后仰、双眼球上翻、上斜固定、转动或凝视，更甚者可口吐白沫，牙关紧闭，面部和四肢强直、痉挛或抽动，有的还可同时伴有呼吸减慢，节律改变或呼吸停止，大小便失禁等。

（3）半岁至4岁的儿童在突发高热时易发生惊厥，多发生在体温上升的早期，惊厥发生时间一般较短，也很少多次连续发生，且发生后恢复较快，无其他异常表现，但有初次发热惊厥史者，有30%~50%在以后的发热中易发生惊厥，故对发热者采取及时、有效处置非常重要。

2. 现场自救互救

（1）让患者躺下休息，穿轻便易吸汗的衣服，补充流质食物和多饮汤或温开水。

（2）在前额、枕部、手心、腋窝、大腿根部置冷毛巾或将冰水装于热水袋中，外用毛巾包裹后置于上述部位。若用此法不能将过高的体温降下来,可用30%的酒精擦浴上述部位。

(3)在用上述物理方法处置后,体温下降不明显者,可考虑使用药物降温。但12岁以下儿童不能服用阿司匹林,因有可能引发肝脑并发症——雷氏综合征。

(4)将安乃静与氯丙嗪合用,可迅速降温,但通常情况不可取,以免退热过强,导致大汗虚脱。

(5)对过高的体温应采取物理或药物的方法尽快使体温降下来,但不能操之过急,一般降至38℃~39℃即可。

(6)在进行上述处理的同时,还可针刺或按压商阳穴(位于食指桡侧指甲角旁约0.3厘米处)、大椎穴(位于背部的第7颈椎棘突下)、风池穴(位于乳突唇4.5厘米凹陷处)(图4-5)。

(7)发热是一种临床表现,尽早找出原因,及时治疗原发病是关键,在原因未找出之前,切记不可盲目使用退热药物,以免掩盖病因,延误诊断、治疗,造成不良后果。

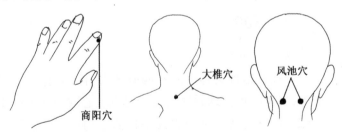

图4-5 对发热施救所用穴位示意图

十、溺水

现场自救互救:

(1)将溺水者救上岸后,清除口鼻中的杂草、淤泥、呕吐物等,使呼吸道保持通畅。

(2)进行倒水处理。方法:施救者坐于地或凳上,将溺水者腹部置于施救者屈膝的大腿上,将溺水者头部置于低位,按压其背部;或将溺水者的胸、腹部置于施救者左肩部,使溺水者头部下垂,施救者抱住溺水者两腿不断奔跑抖动,或由一人抱住溺水者两腿,另一人按压拍溺水者的背部,迫使溺水者呼吸道、胃内的积水被尽快排出。待吸入的水从口中流出后,可转为仰平卧位,头偏向一侧。

(3)对呼吸、心跳已停止者,应立即进行口对口人工呼吸和胸外心脏叩击或按压。因气体进入肺内阻力较大,故进行口对口人工呼吸时吹气量要大一些。

(4)经现场自救互救后,呼吸、心跳恢复者,应送医院进一步救治,进行输液治疗。注意:属淡水淹溺因血容量增多,应限制输入液量,使用利尿剂或脱水剂,减少血容量;属海水淹溺者因血液浓缩,可输入5%葡萄糖及低分子右旋糖酐以稀释血液。

十一、电击伤

1. 发生后表现

(1)轻者出现头昏、心悸、四肢无力、摔倒、惊慌、肌肉痉挛等,严重时可出现昏迷、持续性抽搐、心跳与呼吸停止。

(2)可见皮肤上呈现界线明显的电灼伤,并波及皮下组织,在电流入口处较出口处严重,远端组织常出现缺血和坏死。

2. 现场自救互救

(1)立即切断电源,若离电闸太远或一时找不到,可用不导电物品,如干木棒、竹竿、橡胶或塑料制品等将触电者与电线、电器分开。

（2）被电击者脱离电源后,应立即检查心、肺及意识情况。电击伤所致呼吸停止,常由于呼吸肌麻痹所致,特别是虽无呼吸但心跳仍有规律,则预后良好,应立即施行口对口人工呼吸。有条件的可速行气管插管,以气囊或呼吸机代替口对口人工呼吸。

（3）对心搏骤停者,应立即进行胸外心脏叩击或按压。

（4）有条件者,在进行人工呼吸和胸外心脏按压的同时,可应用洛贝林、尼可刹米（可拉明）等呼吸中枢兴奋剂,静脉给予肾上腺素。但如仅为心跳微弱,禁用肾上腺素或异丙肾上腺素。

（5）在进行心、肺复苏的同时,应了解包括电流、电压大小,电流进、出口,是否有坠落物致骨折或内脏损伤,并迅速送医院。

十二、毒蛇咬伤

毒蛇有毒牙、毒腺、排毒导管。咬人时,蛇毒即通过毒牙像注射一样注入伤口。

1. 毒蛇咬伤后表现

被咬伤部位有一对毒牙痕,并伴有迅速发展的局部和全身症状。蛇毒成分复杂,吸收后表现为：

（1）以血液毒素为主的,伤口局部剧痛、出血,迅速肿胀,并向近心端扩展,更甚者伤口周围可出现水疱、组织坏死,进而出现急性肾、心力衰竭等一系列表现。

（2）以神经毒素为主的,伤口局部表现较轻,稍有疼痛、麻木感。毒素迅速侵及中枢神经系统,出现横纹肌弛缓性瘫痪,表现为头晕,眼睑下垂,视物模糊,言语困难,声音嘶哑、吞咽困难、肢体麻木无力，直至呼吸肌麻痹、呼吸困难，致呼吸、心搏骤停而死亡。

（3）以肌毒素为主的，表现为肌肉疼痛、四肢僵硬和进行性肌无力。

2. 现场自救互救

（1）被蛇咬后应保持镇定，勿惊慌奔跑，以免加速毒素的吸收。为更好治疗，最好将毒蛇打死，一并送往医院，或者尽量看清蛇头的形状、颜色、斑纹及大小，以便鉴别毒蛇种类及时治疗。

（2）立即在被咬处肢体近心端用绷带、布带、软带、绳索，或其他代用品绑扎，通常禁用止血带，绑扎松紧度以能阻断静脉和淋巴液回流为度，保持受伤肢下垂。

（3）立即用随身携带的饮用水、山泉水、盐水、1∶5 000高锰酸钾（PP粉）液反复冲洗伤口，洗毕，对局部消毒后，将伤口中的残牙痕用刀尖或针剔除，接着以咬伤牙痕为中心消毒，局麻后做深度6～8毫米简单"十"字形切开，用力挤压伤口周围组织，亦可用吸乳器、注射器或火罐等反复多次吸出毒液。

（4）冲洗、挤压、吸引后，最后再用清水、盐水或1∶5 000高锰酸钾溶液（PP粉溶液）或3%过氧化氢［双氧水（H_2O_2）］冲洗伤口。有条件者可用胰蛋白酶1～2支＋0.5%普鲁卡因20毫升，在伤口周围做封闭注射，若肿胀向近心端发展，应在肿胀明显的近心端做环形封闭。

（5）尽早口服南通（季德胜）蛇药，同时可磨碎外敷在伤口及周围组织。目前市场上常售蛇药还有广州（何晓生）蛇药、上海蛇药、多价抗蛇毒血清等。

（6）迅速送医院救治。

注：蝎蜇伤、毒蜘蛛咬伤现场自救互救与蛇咬伤基本相同。

十三、创伤

随着现代交通与高层建筑的发展，创伤发生率越来越高，伤情也越来越复杂，正确、及时的现场自救互救对后续治疗和顺利康复有着十分重要的作用。在施救中应遵循"五要、五不要"原则，即：处置速度要快，对需处置的部位要准，施救动作要轻，包扎密封要全和严密，包扎、固定要牢固；不要用手或脏物触摸伤口，不要用水冲洗伤口（磷烧伤除外），不要轻易取出伤口内异物，不要将脱出的内脏在未经彻底消毒前送回体内，不要在伤口上用消毒剂或消炎粉。

（1）对因头皮外伤引起的出血者，应进行包扎止血，有脑组织膨出者要尽量设法予以保护。有血液从耳、鼻流出，严禁堵塞和冲洗。有头颅外伤无昏迷者应禁食、禁饮水。将受伤侧朝下方放置，稍抬高头部，使流出物能顺利流出。在运送途中应取平卧、头侧位姿势，以防呕吐、分泌物吸入肺中，并注意固定头部，避免摇晃和震动。有呼吸、心脏停止者，应立即进行口对口人工呼吸和胸外心脏叩击或按压。

（2）对有胸部损伤，胸痛随呼吸加重，胸壁有瘀血肿胀、呼吸困难、咯血者，首先应考虑是否肋骨骨折、气胸或血气胸。单根肋骨骨折，可用宽胶布固定，对有多根肋骨骨折者，塌陷处可用厚棉垫或纱布覆盖后用多头带固定；伤口处有随呼吸时出现的气泡或"吱吱"声音，有可能已形成开放性气胸，施救时可用随身携带的洁净塑料袋紧贴于伤口处，然后盖上敷料进行包扎。

（3）有腹部闭合性损伤者，可致肝、脾脏等脏器损伤，若有严重的内脏出血,可致休克;胃肠等空腔脏器损伤,可引起明显腹痛。开放性损伤如与腹腔相通,可有肠管膨出,在施救时可用湿纱布覆盖后,用碗反扣在上,然后用绷带或其他代用品包扎固定。无论是闭合还是开放性损伤者,从发生损伤到送至医院救治之前,都应禁食、禁饮水。对伤者一般取平卧位,保持安静,避免不必要的搬动。

(4)对怀疑有颈、胸、腰、脊柱损伤的,在现场施救中,搬运时必须保持脊柱呈伸直状态,平稳抬到硬担架、木板或门板上(图4-6),禁止使脊柱弯曲,尽量保持体位在一条直线上。背部有伤口者取俯卧位,并在两肩和腹部适当加软垫,防止左右摆动,增加疼痛。对怀疑有颈椎损伤的,在伤者的头两侧要塞沙袋或软垫,防止头部来回晃动损伤脊髓。

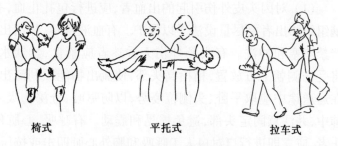

椅式　　　　平托式　　　　拉车式

图4-6 双人徒手搬运法

(5)对有四肢损伤的,有破损者给予包扎;怀疑有骨折者,可用夹板或硬木固定,以免造成新的损伤和加重疼痛。凡有创伤者都不可随意使用止痛和镇静药物。

注意:从鼻腔、耳道流出鲜红色的血可能是有鼻腔损伤或鼻骨骨折和外耳道损伤,流出物混有浅黄色液体可能有颅底骨骨折;口腔内吐出大量鲜红色血液,可能有颌骨骨折、口腔黏膜或舌损伤;咳出或痰中带血可能是有肺部损伤;尿中带血,可能是有肾脏或膀胱损伤,尿中带有凝血块可能是因盆骨骨折引起尿道损伤所致。

在创伤中,很容易造成出血,为便于记忆、操作,外伤止血可按以下口诀进行:

> 外伤出血危险大,止血常用三方法。
> 加压包扎止血法,紧急情况常选它,
> 干净纱布盖伤口,或用毛巾净手帕,
> 上用绷带三角巾,紧紧缠绕可加压。
> 局部动脉破出血,找到上端用指压,
> 需要略知解剖位,血管走行位置恰,
> 指压血管需用力,阻断血流目的达。
> 第三方法止血带,四肢出血效果佳,
> 位置选在伤口上,毛巾纱布垫其下,
> 空心皮管橡皮条,紧急情况用布条,
> 扎止不超一小时,定时放松记录下。

(6)现场自救互救常见搬运方法:在现场自救互救中能使用担架搬运是最理想的搬运工具,如无担架可采取以下方法进行搬运:

单人徒手搬运方法

A. 扶持法:扶持时救护者站在伤、病者一侧,将其手臂放在自己肩、颈部,一手拉住伤、患者手腕,另一手扶住伤、病者腰部行走。此法适用于搬运伤、病较轻能行走者,如头部外伤,锁骨、上肢、胸部骨折,头昏的人员。

B. 抱持法:抱持时救护者蹲于伤、病者一侧一手托其背部,一手托其大腿,轻轻抱起伤、病者。神志清醒的伤、病者可用手扶住施救者的颈部。此法适用于头、胸、腹及下肢或昏迷的伤、病者。

C. 背负法：施救者蹲在伤、病者前面，与伤、病者呈同一方向，微弯背部，将伤、病者背起。对有胸、腹伤者不宜采用此法。

D. 拖拉法：此法适用于房屋垮塌、火灾现场或其他不便于直接用抱、扶、背的场所。施救者站在伤、病者背后，两手从伤、病者腋下伸到其胸前，先将伤、病者的双手交叉，再用自己的双手握紧伤、病者的双手，并将自己的下颌放在伤、病者的头顶上，使伤、病者的背部紧靠在自己的胸前，然后慢慢向后退着走到安全地点，再进行相关施救。

双人徒手搬运方法

A. 椅托式：两施救者站在伤、病者两侧，各以右和左膝跪地，将一手伸入伤病者大腿之下并相互握紧，另一手交叉扶住伤、病者背部。

B. 拉车式：一人站在伤、病者头部旁，两手叉到伤、病者腋下将其抱在胸前，一人站在伤、病者脚部，用双手抓住伤、病者的双膝关节，慢慢抬起所救伤、病者。

C. 平托式：两施救者站在伤、病者同侧，一人用手臂抱住伤、病者的肩、腰部，另一人用手抱住臀部，齐步平行走。

十四、距小腿关节（踝关节）扭伤

（一）发生后表现

在运动或行走中扭伤后，踝关节处及周围可迅速肿胀，疼痛剧烈难忍，压痛明显，出血多者可有皮下青紫，行走困难。

（二）现场自救互救

（1）停止行走运动和活动，立即冷敷，以减轻局部出血及肿胀,在肿胀部位涂抹正红花油或喷红瓶云南白药气雾剂等。

(2)迅速送医院拍摄X线片检查,确诊有无骨折,对有骨折者,应住院治疗。

(3)无骨折者,在伤后的48小时内采用冷敷,禁用热敷和施以各类推拿按摩。

(4)在伤后48小时后改冷敷为热敷,每次至少要在20分钟以上。有条件的可用周林频谱仪或神灯(TDP)治疗仪照射,每天1~2次,每次20~30分钟,照射时注意防烫伤。

十五、烫(烧)伤

烫伤和烧伤一般由火焰、沸水、热油、电流、化学物质(强酸、强碱)等物质引起。最常见的是火焰烧伤,沸水、热油烫伤。

(一)发生后表现

烫伤和烧伤首先损伤皮肤,轻者皮肤发红、肿胀、起水疱疼痛;重者皮肤烧焦,甚至血管、神经、肌腱等同时受损,呼吸道也可烧伤。大面积烧伤引起的剧烈疼痛和血液大量渗出等能致休克,晚期可出现感染、败血症危及生命。以下重点介绍火焰、沸水、热油烫(烧)伤的现场施救。

(二)现场自救互救

(1)迅速脱离热源,应尽快脱去燃烧衣物,就地翻滚或用非易燃物品(如棉被、毛毯)覆盖隔断灭火,忌奔跑呼叫,以免风助火势,烧伤头面部和呼吸道。避免用双手扑打火焰。系热液浸渍的衣裤,应立即用冷水冲淋10~30分钟于浸泡伤处直至无疼痛的感觉。

(2)待冷却后再剪开或脱去衣裤,避免强力剥脱衣裤撕破水泡,注意保护水疱的完整,不挑破,不涂抹红药水、紫药水。

(3)对面积大、程度重者,应尽快送医院治疗,不给口渴的患者喝白开水,应给予喝糖盐水或淡盐水,在送往医院途中,应取仰卧位,搬运时动作要轻柔,途中若发生呼吸、心跳停止应就地抢救。

十六、狗咬伤

被带有狂犬病毒的狗、猫、狼等动物咬、抓伤或舌舔后,可致狂犬病。在生活中以狗为多见。早期及时、有效的处理是决定预防是否成功的关键,若处理不当,就会染上狂犬病。到目前为止,无特效治疗药物和方法,狂犬病死亡率极高,达100%,所以,积极有效的预防狗咬伤和不慎被狗咬伤后正确处理伤口,尽早、尽快注射狂犬疫苗是预防狂犬病最有效的方法和药物。

凡被狗咬伤后,应立即彻底冲洗伤口,尽量减少唾液吸收。被狗咬伤伤口往往是外口小里面深,冲洗时要设法扩大伤口,用力挤压伤口周围软组织,也可用火罐拔,尽可能把沾染的毒唾液冲洗干净。冲洗液一般选用肥皂水、清水、新洁尔灭液直接冲洗伤口30分钟以上。彻底冲洗后,先用2.5%的碘酒,然后再用75%的酒精擦伤口及其周围组织。除伤及大血管需紧急止血外,一般不主张包扎或缝合伤口。

对自家养的狗或其他宠物伤及,应了解是否染有狂犬病,可视情给予注射狂犬疫苗;对野狗、特别是被有疫情的疫区狗咬伤,在按上述方法彻底冲洗伤口后,应立即送卫生防疫站(疾病预防控制中心),进一步冲洗伤口后,注射狂犬疫苗。

十七、错服药物

错服不同种类的药物,会出现相应不同的症状,但大多伴有如呼吸困难、嘴唇青紫或面色青白等症状,严重者可发生休克,甚至死亡。

施救措施:迅速排出胃中药物是自救互救的关键。一般可用手指或筷子刺激咽后壁催吐;如先喂大量清水再催吐,能使毒物连水吐出,效果会更好。为减少药物的吸收,可服500毫升牛奶,豆浆或蛋清水(一杯水加放一个生鸡蛋的蛋清)或藕粉稀糊,有一定的解毒作用。若误服大量的安眠药,应迅速催吐。

误服有腐蚀性的药物如来苏尔、石炭酸,不宜作催吐处置,应尽快喂服牛奶、豆浆、蛋清水等,使毒性得以缓解。对服敌敌畏中毒者,应及时用大量清水洗胃,直至洗出液完全清澈,无敌敌畏味为止,有条件者可灌入硫酸镁等导泻剂,加速排出停留在肠腔内的残存量,并注意防止呼吸、心搏骤停。无论何种药物中毒都应速送医院。

十八、腹痛

腹痛是一种常见的症状,是患者自觉腹部突发性疼痛,多由腹腔内或腹腔外部器官疾病所引起。前者称为内脏性腹痛,常为阵发性并伴有恶心、呕吐等一系列症状,腹痛由内脏神经传导;后者腹痛是由躯体神经传导,故称为躯体性腹痛,常为持续性,多无其他症状。腹痛的部位常可提示病变所在位置。急性腹痛发病急,病情变化快。因此,一定要注意发病后表现(如突发性剧痛或渐痛等)、疼痛性质(如阵发性绞痛、持续性疼痛等)、疼痛部位(如上腹、下腹、脐周等)以及伴有的其他症状。因不同的疼痛表现、性质和部位,可反映出不同的疾病。

(1) 保持患者安静,取俯卧位可使腹痛减轻,可用双手适当压迫腹部,使疼痛缓解。但要注意无论何种性质的腹痛,在诊断未明确之前,应禁食和禁饮水。有呕吐时,将患者的脸侧向一边,以防呕吐物倒流进入气管内。

(2) 判明腹痛原因,有针对性地进行治疗。如突然发生剧烈腹痛,多为急性穿孔或梗阻病变;持续性腹痛多见于炎症和腹腔内出血;间歇性腹痛多见于梗阻性病变;钝痛、胀痛多见于炎症;绞痛多为梗阻。如突然不痛或阵发性绞痛变为持续性胀痛或钝痛,则提示有坏死、穿孔的可能。

(3) 若是因暴饮暴食所致腹痛、腹泻者,可在腹部皮肤上涂抹桐油后按摩腹部,往往可起到一定的止痛效果。

(4) 腹痛剧烈并伴有呕吐、高热、便血者,应立即送医院治疗,以免耽误病情。

(5) 对感染性疾病所引起的腹泻、腹痛,可用诺氟沙星(氟哌酸)、甲硝唑(灭滴灵)、盐酸小檗碱(黄连素)等广谱抗生素,进行抗感染治疗。

十九、食物中毒

食物中毒是指健康人食用了含有毒性的食物,引起的暴发性食源性疾病。常见原因:对食物加热不够,食物中仍有细菌存活;食物在加工、储存过程中,生、熟食物容器(如刀、板、储存容器)未严格分开被污染以及食物被有毒物质污染等。

根据致病物质,食物中毒可分为细菌性、真菌性、动物性、植物性及化学性食物中毒5类。常见于细菌性食物中毒,又称食物中毒性感染。发病有明显的季节性,一般在每年的5~10月之间,以7~8月为最多见。其特点:短时间内有食用同种食物的人,同时或相继发生类似症状,但无传染性。其症状的轻、重与摄入细菌及其毒素的量和个体抵抗力有密切关系。

(一)发生后表现

潜伏期一般为12~36小时。前期症状有寒战、头痛、头晕、恶心与剧烈腹痛,继之出现呕吐、腹泻、常有里急后重(指腹痛者有排便感,如厕后不能排出,出厕后又觉意犹未尽,肛门处有坠胀感),全身酸痛,大多数患者仅有轻微发热,少见高热,每天腹泻可达7~8次,病程3~5天,一般2~3天腹泻停止,体温恢复正常,一般情况好转。严重者,特别是儿童、体弱、多病、年龄大者,常会出现脱水、酸中毒、无尿、心力衰竭症状等,若处理不当,施救不及时,可危及生命。

(二)现场自救互救

(1)停止食用可疑中毒食物。

(2)催吐:对神志清醒、愿意配合者,一次喝600毫升以上清水或淡盐水,用手指或筷子等刺激咽后壁,诱发呕吐,反复多次,直至吐出清水为止,留取呕吐物、粪便、尿液标本,供检验时用。

(3)发生群体性食物中毒时,应在呼叫"120"的同时,报告当地医疗卫生行政主管部门和疾病预防控制中心。

(4)发生食物中毒后,初期最好禁食,多饮口服补盐液或淡盐水,逐渐给予清淡流质饮食,视情况改为普食。

(5)卧床休息,注意保温,防止受凉。

(6)腹痛明显,难以缓解者,口服颠茄片等解痉止痛药物,对烦躁不安者给予口服地西泮。

(7) 经上述处理后症状改善不明显或有加重者,应速送医院。

二十、醉酒

(一) 发生后表现

多因短时间内过量饮酒或长期饮酒而引发,表现因人而异,大多有以下3期:

(1) 兴奋期:表现为呼气有酒味,面红,或笑或哭,多语,兴奋,说话直爽,滔滔不绝,易于感情用事,行为举止天真或失控,有的可寂静入睡。

(2) 共济失调期:动作不协调,笨拙,步态不稳,行走蹒跚,常跌倒,语言不清,含糊或语无伦次。

(3) 昏迷期:神志不清,脸色苍白,皮肤湿冷,体温下降,呼吸缓慢而有鼾声,心率快,大、小便失禁,瞳孔散大,有的可死亡。

(二) 现场自救互救

(1) 对轻微醉酒者,无须特殊处置,劝其卧床休息,注意保温,防止受凉,数小时后可自行恢复。

(2) 给予吃梨、柑橘、西瓜等水果或饮酸醋、柠檬汁、50%葡萄糖、白糖水等。

(3) 劝其用手指刺激咽后壁,诱发呕吐,尽早排出胃中未被吸收的酒,减少吸收量,减轻醉酒程度。

(4) 对昏睡者应取头偏侧卧位,防止舌后坠或呕吐物误入气管引起窒息。

(5) 对神志不清或兴奋狂躁者,要加强防护,预防意外伤害发生。

(6) 经上述处置不见好转或有加重反应者应速送医院。

(7) 醉酒醒后 1~2 天,应给予流质、半流质无刺激性饮食。胃痛不适者可口服雷尼替丁等胃黏膜保护剂,头痛者可口服去痛片(索米痛、索密痛)或罗通定片(颅痛定)。

二十一、中暑

中暑是由于在高温环境下数小时,或盛夏酷暑季节在烈日下暴晒使人体体温调节功能失调所致。

(一) 发生后表现

开始主要有全身乏力、头昏痛、口渴、大汗、胸闷、心悸、恶心、注意力不集中,称为先兆中暑。如未及时脱离高温环境到阴凉通风处休息及未充分补充含盐水分,除上述症状进一步加重外,可出现面色潮红或苍白、出汗更多、皮肤发烫、体温多达 38 ℃以上,脉搏快而弱等虚脱现象,称为轻度中暑。若在上述症状时未立即给予有效的处置,进一步发展,主要症状表现为无汗、呼吸急促、烦躁、抽搐昏迷等,称为重度中暑。

(二) 现场自救互救

(1) 对有中暑先兆表现者,应尽快将中暑者移至阴凉通风处,迅速给予饮凉淡盐水、凉浓茶或凉绿豆汤。与此同时,可给予口服十滴水 1 支或藿香正气水 2 支。

(2) 在上述处置的基础上,用 33% 的酒精在颈部、腋下、腹股沟大血管处反复擦浴后将装有冰水的热水袋置于上述部位,加速体内热量的散发。

(3) 对重度中暑者,在给予上述现场处置的同时,应速送就近医疗机构救治。

二十二、其他意外

（一）一氧化碳中毒

一氧化碳中毒亦称煤气中毒，是因一氧化碳通过呼吸道过量吸入后进入肺泡血液循环与血红蛋白结合成碳氧血红蛋白所造成。天冷时不要在室内用煤炉取暖睡觉，不要在冶炼、生产化肥、采矿爆破等作业现场烟雾未排尽时进入，一般不易发生中毒。一旦发生中毒，应迅速将中毒者移至通风、空气清新处；在室内者，打开所有门窗，有换气扇的迅速打开换气扇，进行充分的通风换气；对能进食者，给予饮高浓度白糖水等处置；对较重者速送医院救治。

（二）雷击伤

遇电闪雷鸣、风雨交加时，首先要想到防雷击伤，应立即关闭手机。在户外空旷田野的，不要把铁锹、锄头、高尔夫球棍等带有金属的物体扛在肩上；应进入装有金属门窗或设有避雷针的建筑物内，也可进入有金属车身的汽车内；不要在大树、竹林、草丛、高楼烟囱、房檐、楼角、地势较高等处停留避雨，找空地，双脚并拢蹲下；不要赤脚站在泥地或水泥地上；不要到湖泊、江河、海滩等处钓鱼、划船、游泳、骑马、骑自行车、驾驶摩托车或开拖拉机；驾车在路上的，应将车上装置的天线收回车内，并将车窗关好。在室内的，迅速关闭门窗；不要接打电话，切断家用电器电源；不要使用带有外接天线的收音机、电视机，远离带电设备；不要接触天线、煤气管道、铁丝网、金属窗等。不幸被雷击伤者，现场自救互救方法与电击伤有关内容相同。

（三）毒蕈（蘑菇）中毒

坚持"三不"，即不采、不买、不食不熟悉和从未见过的蕈

（蘑菇）。中毒后早期催吐，彻底洗胃。用浓茶水 500～1 000 毫升灌入中毒者胃内，然后刺激咽后壁催吐，可反复多次，清除胃内残留物。尔后将蓖麻油 30～60 毫升加入 200～300 毫升的温开水或硫酸镁 30 克加入 200～300 毫升的温开水中，嘱中毒者饮下，有效导泻，迅速送医院进一步救治。

（四）乌头碱中毒

此类植物主要包括草乌、川乌、附子、落地金钱、雪上一枝蒿、博落回和搜山虎等。

勿随意服上述植物药治疗风湿疼痛、外伤疼痛等。中毒后施救方法与毒蕈（蘑菇）中毒有关内容相同。特别提示：有吃草乌习惯的人，嘴别馋。嘴太馋，易惹祸。

（五）异物入眼

任何细小的物体或液体，哪怕是一粒沙子或是一滴洗涤剂进入眼中，都会引起眼部疼痛，甚至损伤眼角膜。

急救办法：首先是用力且频繁地眨眼，用泪水将异物冲刷出去。如果不奏效，就将眼皮捏起，然后在水龙头下冲洗眼睛。注意一定要将隐形眼镜摘掉。

绝对禁止：不能揉眼睛，无论多么细小的异物都会划伤眼角膜并导致感染。如果异物进入眼部较深的位置，那么务必立即就医，请医生来处理。

亮警报：如果是腐蚀性液体溅入眼中，必须马上去医院进行诊治；倘若经过自我处理后眼部仍旧不适，出现灼烧、水肿或是视物模糊的情况，也需要请医生借助专业仪器来治疗，切不可鲁莽行事。

（六）窒息

真正的窒息在现实生活中很少发生，喝水呛到或是被食物噎到一般都不算是窒息。窒息发生时，患者不会有强烈的咳嗽、不能说话或是呼吸,脸会短时间内变成红色或青紫色。

急救办法:首先要迅速叫救护车。在等待救护车的同时,需要采取以下措施:让患者身体前倾,用手掌用力拍患者后背两肩中间的位置。如果不奏效,那么需要站在患者身后,用拳头抵住患者的腹背部,用另一只手握住那个拳头,上下用力推进推出五次,帮助患者呼吸。患者也可以采取这样的自救措施:将自己的腹部抵在一个硬质的物体上,比如厨房台面,然后用力挤压腹部,让卡在喉咙里的东西弹出来。

绝对禁止:不要给正在咳嗽的患者喂水或是其他食物。

亮警报:只要窒息发生,都需要迅速叫救护车抢救患者。

(七)头部"遇袭"

头骨本身非常坚硬,所以一般的外力很少会造成头骨损伤。倘若外力过于猛烈,则颈部、背部、头部的脆弱血管就成了"牺牲品"。

急救办法:如果头上起了个包,那么用冰袋敷患处可以减轻水肿。如果被砸伤后头部开始流血,处置方式和被割伤的方式一样,即用干净毛巾按压伤口止血,然后去医院缝合伤口,并检查是否有内伤。如果被砸伤者昏厥,那么需要叫救护车速送医院,一刻也不能耽搁。

绝对禁止:在被砸伤的24小时之内,一定要有人陪伴伤者;如果伤者入睡,那么每3个小时就要叫醒伤者一次,并让伤者回答几个简单问题,以确保伤者没有昏迷,没有颅内伤,比如脑震荡。

亮警报:当伤者出现惊厥、头晕、呕吐、恶心或行为有明显异常时,需要马上入院就医。

(八) 手指切伤

(1) 如果出血较少且伤势并不严重,可在清洗之后,以创可贴覆于伤口。不主张在伤口上涂抹红药水或止血粉之类的药物,只要保持伤口干净即可。

(2) 若伤口大且出血不止,应先止住流血,然后立刻赶往医院。具体止血方法:伤口处用干净纱布包扎,捏住手指根部两侧并且高举过心脏,因为此处的血管是分布在左右两侧的,采取这种手势能有效止住出血。使用橡皮止血带效果会更加好,但要注意,每隔20~30分钟必须将止血带放松几分钟,否则容易引起手指缺血坏死。

(九) 胃穿孔

急救口诀:朝左侧卧。

典型症状:胃溃疡患者,突然发生无法忍受的剧烈腹痛,且腹部发硬发胀,则极有可能突发胃穿孔。

节日期间由于情绪波动或暴饮暴食之后,胃溃疡患者很容易并发胃穿孔。一旦发生上述症状,应立即考虑到胃穿孔的可能。在救护车到达之前,应做到以下几点:

(1) 不要捂着肚子乱打滚,应朝左侧卧于床。理由是穿孔部位大多位于胃部右侧。朝左卧能有效防止胃酸和食物进一步流向腹腔以致病情加剧。

(2) 如果医护人员无法及时到达,但现场又有些简单医疗设备,患者可自行安插胃管。具体方法:将胃管插入鼻孔,至喉咙处,边哈气边用力吞咽,把胃管咽入胃中。然后用针筒抽出胃里的东西,这样能减轻腹腔的感染程度,为治疗赢得时间,记住此时患者也必须朝左侧卧。

（十）鱼刺卡嗓

（1）实行腹部挤压（如患者怀孕或过于肥胖，则实施胸部压挤）。如患者无法站立，将其平放在坚固平面上，跨坐在病患腿上作腹部推挤5次，再检查有无将异物咳出。

（2）如用手指掏挖异物时，只在看得到异物才掏挖，不可盲目掏挖。

（十一）木刺

注意有无木刺残留在伤口里，由于木刺等残留就有可能使伤口化脓，被刺伤的伤口往往又深又窄，更有利于破伤风细菌的侵入繁殖和感染，故必须取出异物，消除隐患。

手指被扎进木刺后，如果确实已将木刺完整拔出，可再轻轻挤压伤口，把伤口内的瘀血挤出来，以减少伤口感染的机会。然后碘酒消毒伤口的周围1次，再用酒精涂擦2次，用消毒纱布包扎好。如果伤口内留有木刺，在消毒伤口周围后，可用经过火烧或酒精涂擦消毒的镊子设法将木刺完整地拔出来。如果木刺外露部分很短，镊子无法夹住时，可用消毒过的针挑开伤外的外皮，适当扩大伤口，使木刺尽量外露，然后用镊子夹住木刺轻轻向外拔出，将伤口再消毒一遍后用干净纱布包扎。为预防伤口发炎，最好服用磺胺甲唑（新诺明）2片，每日2次，连服3~5天。若木刺刺进指甲里时，应到医院，由医师先将指甲剪成"V"形，再拔出木刺。

切记！深的木刺刺伤后，都应到医院注射破伤风抗毒素（TAT），以防万一。

（十二）指甲受挫

（1）指甲被挤掉时，最重要的是防止细菌感染。应急处理时，先把挤掉指甲的手指，用纱布、绷带包扎固定，再用冷袋冷敷。然后把伤肢抬高，立即去医院。

（2）指甲缝破裂出血，可用蜂蜜对一半温开水，搅匀，每天抹几次，就可逐渐治愈。如果指甲破裂者是球类运动员，在治疗期间，如果需要继续打球，在打球之前，一定要用橡皮膏将手指末节包2～3层加以保护，打完球后立即去掉，以免引起感染。

（3）如果因外伤引起甲床下出血，血液未流出，使甲床根部隆起，疼痛难忍不能入睡时，可在近指甲根部用烧红的缝衣针扎一小孔，将积血排出，消毒后加压包扎指甲。

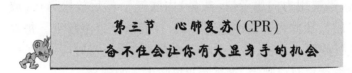

第三节　心肺复苏（CPR）
——备不住会让你有大显身手的机会

车祸、溺水、触电、心脏病等造成的心脏骤停时有发生，及时有效地进行心肺复苏可在几分钟机会内直接挽救生命！据美国近年统计，每年心血管患者死亡数达百万人，约占总死亡病因的1/2。而因心脏停搏突然死亡者60%～70%发生在院前。因此，美国成年人中约有85%的人有兴趣参加心肺复苏初步训练，结果使40%心脏骤停者复苏成功，每年抢救了约20万人的生命。心脏跳动停止者，如在4分钟内实施初步的心肺复苏，在8分钟内由专业人员进一步心脏救生，死而复生的可能性最大，因此时间就是生命，速度是关键。

一、心肺复苏ABC

初步的心肺复苏，我们过去常称之为ABC，即A（airway）：保持呼吸顺畅；B（breathing）：口对口人工呼吸；C (circulation):建立有效的人工循环。

保持呼吸顺畅(A):昏迷的患者常因舌后移而堵塞气道,所以心肺复苏的首要步骤是畅通气道。急救者以一手置于患者额部使头部后仰,并以另一手抬起后颈部或托起下颌,保持呼吸道通畅。对怀疑有颈部损伤者只能托举下颌而不能使头部后仰;若疑有气道异物,应从患者背部双手环抱于患者上腹部,用力、突击性挤压。

口对口人工呼吸(B):在保持患者仰头抬颌前提下,施救者用一手捏闭患者的鼻孔(或口唇),然后深吸一大口气,迅速用力向患者口(或鼻)内吹气,然后放松鼻孔(或口唇),照此每5秒钟反复一次,直到恢复自主呼吸。每次吹气间隔1.5秒,在这个时间抢救者应自己深呼吸一次,以便继续口对口呼吸,直至专业抢救人员的到来。

建立有效的人工循环(C):首先检查心脏是否跳动,最简易、最可靠的是颈动脉。抢救者用2~3个手指放在患者气管与颈部肌肉间轻轻按压,时间不少于10秒。如果患者停止心跳,抢救者应握紧拳头,拳眼向上,快速有力猛击患者胸骨正中下段一次。此举有可能使患者心脏复跳,如一次不成功可按上述要求再次扣击一次。如心脏不能复跳,就要通过胸外按压,使心脏和大血管血液产生流动。以维持心、脑等主要器官最低血液需要量。

选择胸外心脏按压部位:先以左手的中指、食指定出肋骨下缘,而后将右手掌侧放在胸骨下1/3,再将左手放在胸骨上方,左手拇指邻近右手指,使左手掌底部在剑突上。右手置于左手上,手指间互相交错或伸展。按压力量经手跟而向下,手指应抬离胸部。

胸外心脏按压方法:急救者两臂位于患者胸骨的正上

方,双肘关节伸直,利用上身重量垂直下压,对中等体重的成人下压深度应大于5厘米,而后迅速放松,解除压力,让胸廓自行复位。如此有节奏地反复进行,按压与放松时间大致相等,频率为每分钟不低于100次。

(1)一人心肺复苏方法:当只有一个急救者给患者进行心肺复苏术时,应是每做30次胸外心脏按压,交替进行2次人工呼吸。

(2)二人心肺复苏方法:当有两个急救者给患者进行心肺复苏术时,首先两个人应呈对称位置,以便于互相交换。此时,一个人做胸外心脏按压;另一个人做人工呼吸。两人可以数着1、2、3进行配合,每按压心脏30次,口对口或口对鼻人工呼吸2次。

二、心肺复苏2013年国际新标准操作流程

2005年底美国心脏学会(AHA)发布了新版心肺复苏急救指南,将心脏按压与人工呼吸的频次由15∶2调整为30∶2。2010版的AHA国际心肺复苏&心血管急救(ECC)指南标准,再次将心肺复苏操作顺序由2005版的A—B—C(即:A开放气道→B人工呼吸→C胸外按压)修订为C—A—B(即:C胸外按压→A开放气道→B人工呼吸)。

(一)2010版新标准的主要变化

(1)胸外按压频率由2005年的"100次/分"改为"至少100次/分"。

(2)按压深度至少4~5厘米。

(3)人工呼吸频率不变、按压与呼吸比不变。

(4)强烈建议普通施救者仅做胸外按压的心肺复苏,弱化人工呼吸的作用,对普通目击者要求将"ABC"改变为

"CAB"即胸外按压→开放气道→人工呼吸。

（5）除颤能量不变，但更强调心肺复苏。

（6）肾上腺素用法用量不变，不推荐对心脏停搏或无脉心电活动（PEA）者常规使用阿托品。

（7）维持自主循环恢复（ROSC）的血氧饱和度在94%~98%。

（8）血糖超过10毫摩尔/升即应控制，但强调应避免低血糖。

（9）强化按压的重要性，按压间断时间不超过5秒。

（二）注意事项

（1）口对口吹气量不宜过大，一般不超过1 200毫升，胸廓稍起伏即可。吹气时间不宜过长，过长会引起急性胃扩张、胃胀气和呕吐。吹气过程要注意观察患（伤）者气道是否通畅，胸廓是否被吹起。

（2）胸外心脏按术只能在患（伤）者心脏停止跳动下才能施行。

（3）口对口吹气和胸外心脏按压应同时进行，严格按吹气和按压的比例操作，吹气和按压的次数过多和过少均会影响复苏的成败。

（4）胸外心脏按压的位置必须准确。不准确容易损伤其他脏器。按压的力度要适宜，过大过猛容易使胸骨骨折，引起气胸血胸；按压的力度过轻，胸腔压力小，不足以推动血液循环。

（5）施行心肺复苏术时应将患（伤）者的衣扣及裤带解松，以免引起内脏损伤。

（三）心肺复苏有效的体征和终止抢救的指征

（1）观察颈动脉搏动，有效时每次按压后就可触到一次搏动。若停止按压后搏动停止,表明应继续进行按压。如停止按压后搏动继续存在,说明患者自主心搏已恢复,可以停止胸外心脏按压。

(2)若无自主呼吸,人工呼吸应继续进行,或自主呼吸很微弱时仍应坚持人工呼吸。

(3)复苏有效时,可见患者有眼球活动,口唇、甲床转红,甚至脚可动;观察瞳孔时,可由大变小,并有对光反射。

(4)当有下列情况可考虑终止复苏:

A. 心肺复苏持续30分钟以上,仍无心搏及自主呼吸,现场又无进一步救治和送治条件,可考虑终止复苏。

B. 脑死亡,如深度昏迷,瞳孔固定、角膜反射消失,将患者头向两侧转动,眼球原来位置不变等,如无进一步救治和送治条件,现场可考虑停止复苏。

C. 当现场危险威胁到抢救人员安全(如雪崩、山洪暴发)以及医学专业人员认为患者死亡,无救治指征时。

(四)提高抢救成功率的主要因素

将重点继续放在高质量的心肺复苏上。

按压频率至少100次/分(区别于大约100次/分)。

胸骨下陷深度至少5厘米。

按压后保证胸骨完全回弹。

胸外按压时最大限度地减少中断。

避免过度通气。

三、要点提示

首先评估现场环境安全后,按以下程序要点操作:

(1)意识的判断;用双手轻拍患者双肩,问:"喂!你怎么了?"告知无反应。

(2) 检查呼吸:观察患者胸部起伏 5～10 秒(1001、1002、1003、1004、1005……)告知无呼吸。

(3) 呼救:来人啊！喊医生！推抢救车！除颤仪！

(4) 判断是否有颈动脉搏动:用右手的中指和食指从气管正中环状软骨划向近侧颈动脉搏动处,告之无搏动(数 1001、1002、1003、1004、1005……判断 5 秒以上 10 秒以下)。

(5) 松解衣领及裤带。

(6) 胸外心脏按压:两乳头连线中点(胸骨中下 1/3 处),用左手掌跟紧贴患者的胸部,两手重叠,左手五指翘起,双臂伸直,用上身力量用力按压 30 次(按压频率至少 100 次/分,按压深度至少 4～5 厘米)。

(7) 打开气道:仰头抬颌法。口腔无分泌物,无假牙。

(8) 人工呼吸:应用简易呼吸器,一手以"CE"手法固定,一手挤压简易呼吸器,每次送气 400～600ml,频率 10～12 次/分。

(9) 持续 2 分钟的高效率的心肺复苏,以心脏按压时:人工呼吸=30:2 的比例进行,操作 5 个周期。心脏按压开始送气结束。

(10) 判断复苏是否有效(听是否有呼吸音,同时触摸是否有颈动脉搏动)。

(11) 整理患者,进一步生命支持。

第四节　硝酸甘油制剂
——心脏救护的天下第一奇药

硝酸酯类药分为速效类(硝酸甘油)、长效类(长效甘油、5-单硝酸山梨醇酯等),分别有着急救、治疗、预防的作用,是治疗冠心病、心绞痛和急性心肌梗死的首选药物,硝酸甘油不仅是治疗心绞痛的良药,而且是救治急性心肌梗死的救命药。正确使用、管理硝酸甘油类药物,是心脏病患者及其家属必须掌握的重要常识之一。

(1) 应嚼碎后放在舌下含化(在含后 20~30 秒内可溶化)。

(2) 起效迅速(用后 1~2 分钟内胸痛减轻)。

(3) 应在心绞痛开始发作时立即使用。

(4) 应随身携带(包括冠心患者和 45 岁以上的人员)。

(5) 在 1 天之内可多次服用,但 1 天内如果心绞痛发作数次,应在医师指导下服用长效或中长效硝酸酯类药物(如消心痛、长效甘油),以维持长期疗效,防止心绞痛复发。

(6) 长期服用中长效或长效硝酸酯类药物应注意:坚持按时服药,不宜突然停药,否则易诱发心绞痛发作,甚至猝死。服药期间应经常看医师,遵医嘱增加、减少用药量。

(7) 舌下含服硝酸甘油时,宜取坐位服药。若取站立体位服药,因头部位置较高,全身血管扩张,血压降低易引起晕厥;若取平卧体位服药,因心脏位置较低,致大量血液回到心脏,易加重心脏负担。

(8) 预计即将参加的活动场景有可能诱发心绞痛时,可事先服药预防心绞痛发作。

(9) 用量:初次服用时可服用半片或四分之一片,以后逐渐增加到 1 片。

(10) 不良反应:如头痛、面色潮红、心跳加快、血压降低、甚至发生昏厥。如果服药后感到有头昏、无力、出虚汗应立即平卧,不良反应可在几分钟或十几分钟后消失。

（11）注意有效期（通常在生产日期1年后失效，因使用反复打开瓶盖，3~6个月也可能会失效，须避光保存），含服失效的硝酸甘油片，无辣涩的感觉出现，也无头胀、面红等表现。

（12）血压偏低的患者应慎用（使血压降得更低）。青光眼患者不宜使用。

第五章 合理用药

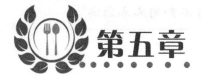

中国工程院院士、呼吸道疾病方面专家钟南山在接受媒体采访时曾经说过:"在中国医院,治疗一般的发烧感冒,有80%都使用抗生素,而事实证明是不需要的。"有个小故事很能说明问题:医院里有甲、乙两个医生,正在给同一个患者看病,这个患者的脚扭了一下,肿得很厉害,但是皮肤一点没破,也没有发热等其他症状。甲医生说:"给他用些消炎药。"乙医生说:"皮肤没破,不应该用抗生素。"这说明乙医生完全没搞懂甲医生所说的消炎药是什么,错误地理解为甲医生在说抗生素。我想读者中也会有人有这样的亲身经历:去医院看病,医生一看病情就说有炎症,随后问家里有没有消炎药,没有就给你开点,而他所谓的消炎药就是阿莫西林、头孢之类的抗生素。正因为有这样的医生,老百姓才会把头孢之类的药当消炎药吃!因此,了解用药常识,做到合理用药,对我们的身体健康至关重要。

第一节 什么是合理用药
——你不可不知的点点滴滴

一、合理用药的概念

世界卫生组织1985年在内罗毕召开的合理用药专家会议上,把合理用药定义为:"合理用药要求患者接受的药物适合他们的临床需要、药物的剂量符合他们个体需要、疗程足够、药价对患者及其社区最为低廉。"

世界卫生组织1987年提出合理用药的标准是:处方的药应为适宜的药物。在适宜的时间,以公众能支付的价格保证药物供应。正确地调剂处方。以准确的剂量,正确的用法和疗程服用药物。确保药物质量安全有效。

目前尚无一个公认明确的合理用药定义。绝对合理的用药也是难以达到的,一般所指的合理用药只是相对的,当今比较公认的合理用药是应包含安全、有效、经济与适当这4个基本要素。

二、合理用药的基本原则

合理用药的基本原则概括地讲就是安全、有效、经济、适当地使用药物。

(一)安全用药

用药首先强调的是安全性,只有在这个前提下,才能谈合理用药。安全的意义在于用最小的治疗风险让患者获得最大的治疗效果。在安全的前提下确保用药有效。具体包括以下7条:正确的诊断;注意病史和用药史;注意个体化用药；严格掌握适应症；注意药物相互作用；注意不良反应；全面深入地了解药物的药动学和药效学特点，注意药物的选择（疗效高、毒性低）和用法（合理的疗程和合理的停药）。

（二）有效用药

药物的有效性，这是使用药物的关键。如果没有疗效，就失去了药物本身的意义。临床上不同的药物其有效性在程度上有很大的差别：根除病源治愈疾病、延缓疾病进程、缓解临床症状、预防疾病发生、避免不良反应、调节人体生理机能等。

（三）经济用药

在药物使用安全有效过程中，还应该考虑是否经济，患者能否承受得起。如果一种药品既安全又有效但价格昂贵，患者用不起，也谈不上合理。

（四）适当用药

1. 适当的药物

根据患者的身体状况，在同类药物中，选择最为适当的药物，在需要多种药物联合作用的情况下，还必须注意适当的合并用药。

用药合理与否，关系到治疗的成败。在选择用药时，必须考虑以下几点：

（1）是否有用药的必要。在可用可不用的情况下无须用药。

（2）若必须用药，就应考虑疗效问题。为尽快治愈患者，在可供选择的同类药物中，应首选疗效最好的药。

（3）药物疗效与药物不良反应的轻重权衡。大多数药物都或多或少地有一些与治疗目的无关的副作用或其他不良反应,以及耐药、成瘾等。一般来说,应尽可能选择对患者有益无害或益多害少的药物,因此在用药时必须严格掌握药物的适应症,防止滥用药物。

(4)联合用药问题。联合用药可能使原有药物作用增加,称为协同作用;也可能使原有药物作用减弱,称为拮抗作用。提高治疗效应,减弱毒副反应是联合用药的目的,反之,治疗效应降低,毒副反应加大,是联合用药不当所致,会对患者产生有害反应。

2. 适当的剂量

严格遵照医嘱或说明书规定的剂量服药。不要凭自我感觉随意增减药物剂量。

为保证用药安全、有效,通常采用最小有效量与达到最大治疗作用但尚未引起毒性反应的剂量之间的那一部分剂量作为常用量。临床所规定的常用量一般是指成人(18~60岁)的平均剂量,但对药物的反应因人而异。年龄、性别、营养状况、遗传因素等对用药剂量都有影响。小儿所需剂量较小,一般可根据年龄、体重、体表面积按成人剂量折算。老人的药物可按成人剂量酌减。另外,对于体弱、营养差、肝肾功能不全者用药量也应相应减少。

3. 适当的时间

根据药物在体内作用的规律,设计给药时间和间隔。最合理的给药方案是设计出适当的剂量和间隔时间。有的药物需要饭前服用,有的需要饭后服用,有的要在两餐之间服用。如果不遵守服用方法,随意服用,就会影响效果或对胃造成刺激。

适当地给药时间间隔是维持血药浓度稳定、保证药物无毒而有效的必要条件。给药时间间隔太长,不能维持有效的血药浓度;间隔过短可能会使药物在体内过量,甚至引起中毒。根据药物在体内的代谢规律,以药物血浆半衰期为时间间隔恒速恒量给药,4~6个半衰期后血药浓度可达稳态。实际应用中,大多数药物是每日给药3~4次,只有特殊药物在特殊情况下才规定特殊的给药间隔,如洋地黄类药物。对于一些代谢较快的药物可由静脉滴注维持血药浓度恒定,如去甲肾上腺素、催产素等。对于一些受机体生物节律影响的药物应按其节律规定用药时间,如长期使用肾上腺皮质激素,根据激素清晨分泌最高的特点,选定每日清晨给药以增加疗效,减少副作用。

药物的服用时间应根据具体药物而定。易受胃酸影响的药物应饭前服,如抗酸药;易对胃肠道有刺激的药物宜饭后服,如阿司匹林、消炎痛等;而镇静催眠药应睡前服,以利其发挥药效,适时入睡。

4. 适当的途径

是指综合考虑用药的目的、药物性质、患者身体状况以及安全经济、简便等因素。患者适合用口服的药物,就尽量不要采用静脉给药。现在提倡一种序贯疗法,即输液控制症状之后,改换口服药物进行巩固治疗。

不同给药途径影响药物在体内的有效浓度,与疗效关系密切。如硫酸镁注射给药产生镇静作用,而口服给药则导泻。各种给药方法都有其特点,临床主要根据患者情况和药物特点来选择。

(1) 口服。口服是最常用的给药方法,具有方便、经济、安全等优点,适用于大多数药物和患者。主要缺点是吸收缓慢而不规则,药物可刺激胃肠道,在到达全身循环之前又可在肝内部分破坏,也不适用于昏迷、呕吐及婴幼儿、精神病等患者。

（2）直肠给药。直肠给药主要适用于易受胃肠液破坏或口服易引起恶心、呕吐等的少数药物，如水合氯醛，但使用不便，吸收受限，故不常用。

（3）舌下给药。舌下给药只适合于少数用量较小的药物，如硝酸甘油片剂舌下给药治疗心绞痛，可避免胃肠道酸、碱、酶的破坏，吸收迅速，奏效快。

（4）注射给药。注射给药具有吸收迅速完全、疗效确实可靠等优点。皮下注射吸收均匀缓慢，药效持久，但注射药液量少（1～2毫升），并能引起局部疼痛及刺激，故使用受限；因肌肉组织有丰富的血管网，故肌内注射吸收较皮下为快，药物的水溶液、混悬液或油制剂均可采用，刺激性药物亦宜选用肌注；静脉注射可使药物迅速、直接、全部入血浆生效，特别适用于危重患者，但静脉注射只能使用药物的水溶液，要求较高，较易发生不良反应，有一定的危险性，故需慎用。

（5）吸入法给药。吸入法给药适用于挥发性或气体药物，如吸入性全身麻醉药。

（6）局部表面给药。局部表面给药如擦涂、滴眼、喷雾、湿敷等，主要目的是在局部发挥作用。

5. 适当的患者

同样一种病发生在两个人身上，由于个体间的差异，即使适合用同一种药物，也要进行全面权衡，一个治疗方案不可能适用于所有的人。

6. 适当的疗程

延长给药时间，容易产生蓄积中毒、细菌耐药性、药物依赖性等不良反应的出现，而症状一得到控制就停药，往往又不能彻底治愈疾病,只有把握好周期,才能取得事半功倍的效益。

疗程的长短应视病情而定,一般在症状消失后即可停药,但慢性疾病需长期用药者,应根据规定疗程给药,如抗结核药一般应至少连续应用半年至1年以上而治疗痢疾则需速战速决,一般采用3~5天疗法。另外,疗程长短还应根据药物毒性大小而定,如抗癌药物应采用间歇疗法给药。

> **正确用药七注意**
>
> 药物混用会降功效
> 酒精和药物混用会有害
> 取药时要牢记医嘱
> 注意药房是否看错处方
> 不要去多家药房买药
> 避免不按规定吃药
> 避免不按说明书服用

7. 适当的治疗目标

患者往往希望药到病除,根治,或者不切实际地要求使用没有毒副作用的药物。医患双方要根据具体情况,采取积极、正确、客观的态度,达成共识。

三、服药前后注意事项

1. 服药之后不能马上睡

服完药马上就睡觉,特别是饮水量少的时候,往往会使药物粘在食管上而不易进入胃中。有些药物腐蚀性较强,在食管溶解后,会腐蚀食管黏膜,导致食管溃疡。

2. 服药之后不能马上运动

因为药物服用后一般需要30~60分钟才能被肠胃溶解吸收、发挥作用。

3. 服药前后少食水果

蔬菜和水果中含有一些化合物和生物酶,这些物质可以和药物发生化学反应,使药物作用发生改变。一些水果与抗生素相互反应,使抗生素的疗效大大下降。

4. 用药吃醋要坏事

服用某些药物时必须禁忌食醋。例如服用红霉素、螺旋霉素、链霉素、庆大霉素等药物时吃醋,会使这些抗生素在酸性条件下,容易在肾脏结晶,损坏肾小管。

5. 服药勿饮酒

酒中含有的酒精(乙醇),可与多种药物发生反应,会降低药效或增加药物的毒副作用。服药时一定不能用酒来送服药物,在服药前后也不能饮酒。

6. 不宜用茶水送服药物

茶水中含有鞣酸,它可与许多药物发生化学反应,生成不溶沉淀,从而影响药品疗效的发挥,受影响的药物包括各种含金属离子的药物,如硫酸亚铁、抗生素(如红霉素等)、酶制剂(如胃蛋白酶等)。茶水中含有咖啡因,它有兴奋中枢神经的作用,可与镇静催眠药,如地西泮(安定)等、中枢镇咳药,如可待因等的作用相对抗,使药物疗效下降,也可使某些有中枢兴奋作用的药物的兴奋作用加强,引起过度兴奋、失眠、血压升高的不良反应。茶水中含茶碱,它可影响呋喃坦啶、苯妥英钠等药物在胃肠道的吸收,影响喹诺酮、磺胺类药物在肾小管的重吸收,从而降低了这些药物的疗效。当然，茶水有淡有浓，几口淡茶水，不会构成多大的影响，我们指的是用浓茶或大量茶水服药的行为应尽量避免。

四、生活中常见的无效用药

（一）流感患者使用抗生素

流行性感冒是由流感病毒引起的一种上呼吸道感染，通常有甲、乙、丙三型，常因变异而产生新的亚型引起流行。目前，对流感患者使用抗生素现象很普遍，不仅多见于个人自用，就是一些医生治疗流感也常用抗生素。但是，抗生素对流感治疗是无效的，只有并发细菌感染时，方可考虑使用抗生素。

（二）功能性腹泻不应使用抗生素

腹泻一般分为感染性腹泻和非感染性腹泻，前者应选用抗生素，而后者用抗生素则无效。消化功能紊乱可由饮食不当、食物过敏（对牛奶、鱼虾过敏等）、生活规律的改变、外界气候突变等原因引起，此类腹泻使用抗生素均无效，应当采用饮食疗法，或服用一些助消化药物。

（三）丙种球蛋白预防传染病

丙种球蛋白对部分传染病有预防作用，如麻疹、甲型肝炎、脊髓灰质炎、风疹等。对于与上述患者有接触者使用丙种球蛋白亦有效。但丙种球蛋白对乙型肝炎、流感、水痘、普通感冒、流行性腮腺炎则无效。

（四）皮炎、瘙痒症用激素

由于肾上腺皮质激素具有抗过敏、抗炎作用，因而对某些皮肤疾病、瘙痒症有一定的疗效，但大多数情况下使用是无益的。此药长期使用或经常使用，可能诱发感染，影响生长发育,甚至导致溃疡或不愈。因此,患有皮肤病、瘙痒的患者不要首先选用激素或激素制成的外涂药,应在医生的指导下使用此类药。

五、几种不合理用药的现象

不合理用药现象比较突出地反映在非处方药中毒和非处方药引起的不良反应上,有以下几种:

(1)"老毛病"现象。有的人自我感觉不适,或"老毛病"复发,凭经验自行购药。这种做法有可能因反复使用某种药,而产生药源性疾病。

(2)随意增减药物用量。这种不规范用药,尤其是抗生素类药物,极易导致耐药菌种增多和产生二重感染等。

(3)模仿他人用药。有的患者看到别人吃某种药,感觉症状相似,自己也跟着吃。在病因不清、不同的情况下,模仿用药等于无的放矢,轻则无效,重则延误病情。

(4)多药并用。不少人有这种心态,对一时难以确诊的疾病,会盲目采用多药并用打歼灭战,这是很危险的。

六、合理用药常见问题

(一)价格贵的药品是否更安全有效

药品的价格取决于研制过程的花费、生产的成本等各种因素,而药品的安全性则取决于药品的不良反应和治病的效果。它们是互不相关的两个问题。因此,价格高的药品不一定是更安全有效的药品。

(二)哪几种情况需要静脉输液

专家认为只有3种情况下需要静脉输液:① 吞咽困难;② 严重吸收障碍(如呕吐、严重腹泻等);③ 病情危重,发展迅速,药物在组织中宜达到高浓度才能紧急处理的情况。静脉输液和口服药物的最终效果是完全一致的。如果胃肠功能正常,万万不可滥用静脉输液。

(三)怎样合理使用抗生素

一定要有严格的用药指征,不可滥用抗生素。如病毒性感冒,用抗生素不但无用反而有害,坚决不要滥用。

细菌性疾病,最好作药敏试验,然后选用最敏感的抗生素,以求最佳疗效。

指征明确,用药量要足,并坚持按疗程用药(即用药时间),不可以随便减少药量或缩短用药时间。

根据病情需要必须联合用药的,要注意这样的原则:一般以两种联用为宜,且能起到协同或相加的作用;或因一种药要达到血液有效浓度时用药量太大,毒副作用对健康不利,另一种作用相似但可减少前一种药的用量。

使用某种抗生素疗效不好时,应考虑剂量、用药时间、给药方式等因素,但不要随意更换新一种抗生素,以免产生耐药性。

不要随意将抗生素作为预防感染用药,皮肤、黏膜的局部疾病应尽量避免用抗生素。

(四)滥用输液有哪些危害

医生建议:尽量避免用药,能口服的就不肌注,能肌注的就不输液。但我国已成了重灾区,每年输液量百亿瓶,去年人均"被输液"超8瓶。触目惊心的滥用输液已给人类带来重大灾难,不当的输液治疗将对人体健康造成严重危害!

危害一:输液过多过快将引起急性心衰,长期输液将加重心脏和肾脏负担,对健康带来严重不良影响。

危害二：输液过多往往伴随着抗生素的大量滥用，导致人体菌群失调，抗病能力下降，免疫力降低以及细菌抗药性的增加。多数人感冒就去医院输液，一天一般只输一次，这样就会造成本来应一天分三次或四次输入的药量一次性输入体内，输完后血药浓度要达到一个高峰，但过一段时间浓度就会降低，这样就造成血药浓度不稳定，从而诱发细菌产生耐药性。

危害三：滥用输液的输液反应也很严重。输液反应系静脉输液时由致热源、药物、杂质、药液温度过低、药液浓度过高及输液速度过快等因素引起。输液反应轻者头痛、低烧、药疹、心慌，重者高烧、寒战、关节酸痛、烦躁、抽搐、休克甚至死亡，滥打"吊瓶"还可造成人体水、电解质平衡紊乱。

危害四：输液的变态反应概率更高，相对而言，口服药要经过肠道吸收，将身体不需要的或对身体有害的物质过滤掉，之后才进入肝脏代谢，经过这样一个过程之后就会降低血药浓度，进而降低变态反应发生的概率。而输液时药物直接进入血液，发生变态反应的概率相对就大，而且快。

（五）为什么要警惕药品不良反应

有些药品不良反应是难于预测的。而且新药上市前临床试验的样本量有限(500~3 000人)，病种单一，多数情况下排除特殊人群(老人、孕妇和儿童)，因此一些罕见不良反应、迟发性反应、发生于特殊人群的不良反应难于发现。有些问题必须在大面积使用后方能发现。因此，应警惕药品的不良反应，尤其应警惕新上市药品的不良反应。

第五章 合理用药

（六）中药汤剂能过夜吗

有些人煎煮中药，喜欢把药液分成几次吃，当天服不完，就留到次日服，从医疗卫生角度来看，这种做法是不好的。中药里含有淀粉、糖类、蛋白质、维生素、挥发油、氨基酸和各种酶、微量元素等多种成分，煎煮时这些成分大部分溶解在汤药汁里。一般服法是趁温热时先服一半，4~6小时后再服一半。如果过夜服用或存放过久，不但药效降低，而且会因空气、温度、时间和细菌污染等因素的影响，使药液中的酶分解减效，细菌繁殖滋生，淀粉、糖类等营养成分发酵水解，以致药液发馊变质，服用后对人体健康不利。

第二节 药不是越贵越好
——只选对的不选贵的

人们常说"一分价钱一分货"，所以在经济能力允许的范围内，人们喜欢购买价格高的东西以求买到好的质量，但药品不是越贵越好。药品价格是由它的研发成本、原料成本、工艺制备过程以及销售环节等因素决定的，不是由药品对疾病的疗效好坏决定的。有些新药，由于研发成本高，定价会相应高，但不见得疗效就一定好过现有的老药。

一、为什么药不是越贵越好

1. 越贵的药不代表功效越强

药的功效绝对不是越贵就越好，不可否认冬虫夏草等名贵中药都有某方面较强的功效，但是他们高昂的价格主要是由于它们的稀有程度决定的，而不是由于他们的药效，简单来说,这些名贵中药大多是"物以稀为贵",而不是"物以效为贵"。

2. 根据自己的病情、体质选择合适的药物才是关键

根据自己的病情、体质选择合适的药物来治病或养生保健,如不根据自己自身的情况盲目选择名贵药物,不仅不会强身健体,甚至还会起到相反的作用。目前最贵的中药冬虫夏草,它并不是包治百病的灵丹妙药,中医认为其味甘、性温,具有益肾补肺、止血化痰的功能,只适用于肺虚、肾虚或肺肾两虚引起的肾虚阳痿、肺虚久咳、病后体虚、自汗等病症。如果患者表现为高热、狂躁、声高气粗、咳嗽痰多等"实证"或体质偏实热者则最好别吃,盲目进补可能加重病情。此外,感冒的时候也不适合食用冬虫夏草,否则会加重病情。

3. 那些名贵药的"平民替身"

绝大多数名贵药的功效并非独一无二,在实际的临床应用中,很多价格便宜的药完全可以代替名贵药使用而并不会降低疗效。如螺旋霉素的售价,约等于红霉素片的3倍,而它对金色葡萄球菌的抗菌作用,仅是红霉素的1/32;又如十几元的抗生素,有时还不如用同样消炎作用而价钱仅1/10的盐酸吗啉胍(病毒灵)和扑热息痛有效。硝酸甘油每片不过几分钱,但它是心绞痛患者的"救命药",但同类药却高出其几千倍的都有;又如用于治疗咽喉发炎几十元的抗生素,或者还不如价格仅是几元钱的板蓝根冲剂。

二、什么才算是好药

生活中,有些患者惯于向医生点名要价格高的"好药",总认为价格便宜的药不治病,还有些患者喜欢参照报

纸杂志上的广告,到药店购买"好药"自行服用。专家表示,以上都属于对"好药"的认识误区。

究竟什么样的药才算好药呢?

任何一种药物都具有两重性,即治疗作用和毒副作用,因此有适应证和禁忌证。药物的好坏应该从药物作用、效果、适应证以及是否有毒副作用等方面去理解。专家表示,凡是疗效确切、毒副作用小、质量稳定、价格便宜、使用方便,能够"药到病除"的药就是好药。比如青霉素,已经应用了半个多世纪,仍是临床医生治疗细菌感染类疾病的首选药。又如硝酸甘油,它是公认的急性心肌梗死患者的救命良药。再如阿司匹林,在解热镇痛、消炎、抗风湿等方面疗效显著,虽然便宜,但长盛不衰。

不要认为药物的名气越大越好,产品越新越好,价格越贵越好,用药越多越好,进口药比国产药好。其实,只要具备安全高效、价格低廉、服用方便的特性就是好药。因此,用药不在多,而在于准。治疗疾病的有效程度,主要看是否对症用药及治疗方案和药物使用是否合理。

疗效好坏并不取决于是否使用了贵重药、新药或进口药。不论是国产药还是进口药,只要是符合药品质量标准的合格产品,都是有效的。

另外,非处方药也不是绝对无害的。人们自行买药、用药时,一定要有安全意识,要加强医药科普知识学习,仔细阅读药品说明书,对症吃药,遵循用药禁忌,尽量避免盲目合并用药。吃药更不能跟着广告走,患病后应经有经验的医生综合分析,合理用药,以达到"最佳疗效、最小副作用"的治疗目的。

第三节 特殊人群用药
——有了解总比无知的好

一、老年人用药的注意事项

老年人的生理功能在逐渐衰退，适应和耐受能力也差，影响了对药物的吸收、分布、代谢和排泄，而且老年人用药比其他年龄段要多，经常服用多种药物，不良反应的发生率就相对增加。

平时用药大部分是口服的，但老年人胃酸分泌减少，胃黏膜萎缩，小肠吸收面积比青年人减少30%，肠道血流量减少50%，又由于血浆蛋白的减少，游离药物增多，药物毒性也就增加。65岁以上老年人肝肾血流量都比年轻人减少50%左右，因此肝脏代谢与肾脏消除的能力都减慢。

这就提示我们，老年人用药时要特别慎重。尤其在多药联用时，尽量先服主要药物，防止相互作用的发生，必要时请医生调整剂量（一般可用成人量的3/4），或延长服药的间隔时间，以保证用药安全。具体注意以下几点：

（1）剂量宜小不宜大。因老年人吸收功能下降，加上老年人肝酶活性和肾排泄能力下降，药物分解变慢，体内蓄积增加，易产生毒副反应。一般来说，从50岁开始，每增加1岁应减少成人用量的1%，60岁以上的，用药量应为成人量的1/3，70岁用1/4，80岁用1/5。

（2）品种宜少不宜多。有些药物之间存在协同作用，有些存在对抗作用。老年人用药品种越多，发生药物不良反应的机会也越多，如阿司匹林与激素类药品同用可诱发溃疡病大出血。老年人用药应突出重点,兼顾其他,用药品种最好不超过4种。

（3）疗程宜短不宜长。老年人肾功能减退,用药越来越容易发生药物蓄积中毒,有时还可能产生耐药性,所以,老年人用药疗程应根据病情以及医嘱合理缩短。

（4）方式宜中不宜西。根据老年人代谢下降,反应迟缓的生理特点,老年人用药以中西医结合为好。传统观念认为,中药比西药作用缓和,副作用少,老年人使用中药治疗更安全一些。

二、儿童用药的注意事项

儿童处于生长发育的动态变化之中,机体的各组织器官尚未成熟,功能也不完善,与成人相比,更容易发生用药的不良反应,因此,用药时要注意以下几点：

（1）要正确计算小儿用药剂量。绝不能"差不多""大概",用药剂量不准,不是难以奏效,就是可能引起中毒反应。婴幼儿用药更要考虑其生理特点,慎重用药。

（2）不能贪图方便、省钱,把成人的药给小儿服用。因为有些药物对儿童是禁用的,如处方药中的喹诺酮类药物,小儿禁用；OTC药中的盐酸雷尼替丁,16岁以下不推荐使用。

（3）不要太依赖药物。很多家长过分依赖退烧药,小儿热度不退,解热药频频服用,这种做法是不妥的,其实在体温不超过38 ℃时,只要多喂开水即可。再高时可采取物理降温,如枕边冰袋、酒精擦浴等。在降温的同时去医院查找发热的原因。

更要提醒家长的是不宜过分依赖维生素。很多父母误认为维生素类是营养剂而不是药物。其实维生素过量服用也会对儿童身体造成不良影响，尤其是脂溶性维生素（如维生素 A、维生素 D、维生素 E 及维生素 K 等），服用过量会蓄积体内，引致慢性中毒，服量过大，还会引致急性中毒。

三、孕妇用药的注意事项

妊娠期的妇女要注意，不要随意使用药品，需要服药时，应向医生咨询。

哺乳期妇女服药后，药物会通过乳汁进入新生儿体内，所以用药要特别谨慎。由于生理的敏感性，在妊娠初期会出现妊娠反应，如恶心、呕吐、食欲不佳等，此时最好不要吃药，因为用药常可危及胎儿，特别是在妊娠的前 3 个月（也叫胚胎期），药物引起畸形大都发生在此期，可出现胚胎外形及体内器官的缺乏，如兔唇及先天性心脏病，而造成终生遗憾。（20 世纪 60 年代发生在欧洲，震惊世界的"反应停事件"，就是因用药引起，出生的孩子均为海豹肢，四肢短小）。

需要提醒的是，怀孕期间，如果发生不舒服或患病的情况，要及时听取医生的诊断和治疗建议，避免因病情延误给自身和胎儿造成的危害。具体注意如下几点：

（1）不可自己随意乱服药。哺乳期妇女一定要慎重使用药物。需要用药时，应向医生说明自己正在喂奶，不可自己随意乱服药。

（2）不应随意中断哺乳。除了少数药物在哺乳期禁用外，其他药物在乳汁中的排泄量，很少超过哺乳期妇女用药的 1%～2%，这个剂量不会损害宝宝的身体，不应该中断哺乳。

（3）服药后调整哺乳时间。为了减少宝宝吸收药量，哺乳期妇女可在哺乳后马上服药,并尽可能推迟下次哺乳时间,至少要隔4小时,使乳汁中的药物浓度达到最低。

(4) 不宜服用避孕药。避孕药中含有的睾酮、黄体酮等进入哺乳期妇女体内,会抑制泌乳素生成,使乳汁分泌量下降。而且,避孕药中的有效成分会随着乳汁进入宝宝体内,使男婴乳房变大及女婴阴道上皮增生。因此,哺乳的妇女不宜采用药物避孕的方法。

(5) 不可滥用中药。有些中药会进入乳汁中,使乳汁变黄,或有回奶作用,如大黄、炒麦芽、逍遥散、薄荷等。

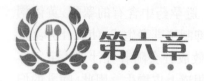

第六章

野外生存

第一节 野外常备药——有备才能无患

参加长时间的野外活动,应随身携带必要的药品,以备不时之需。

原则上,患有心脑血管疾病、严重呼吸系统疾病、恶性肿瘤疾病、严重内分泌疾病等容易被复杂自然环境诱发恶化疾病的患者,不宜进入高海拔、极寒或高热(或昼夜温差变化大)地区及戈壁、荒漠地区。患有疾病的野外活动者,应当根据日程计划,准备足量的针对自身已有疾病的药品。

除上述情况外,一般人应当备有以下基本药品:

(1)感冒药:选用疗效好、易保存的品种,最好选用副作用(如很多感冒药会引起瞌睡而导致活动能力下降)小的品种。

(2)外伤药:最常用者为创可贴(可用于浅表微小创伤)、云南白药等。

(3)跌打药:可选择正红花油、正骨水、消肿止痛贴等。

（4）抗过敏药：口服抗过敏药有扑尔敏、赛庚啶、氯雷他定（开瑞坦）等，注意一些口服抗过敏药有引起情绪低落、瞌睡的作用。

（5）防虫药：防蚊虫叮咬的药品或护理用品，如花露水等。

（6）止痛药：可在药店购买非处方型的止痛药。

（7）维生素类：某些地方或种类的野外活动，可准备一定量的维生素，如维生素 C（难以食用到新鲜瓜果蔬菜的地区尤其重要）、维生素 A（对于保护和维持视力比较重要）等。

（8）蛇药：如已知需进入的地区毒蛇较多，可准备一些蛇药，最好是当地蛇药（较著名的有南通蛇药、上海蛇药、广东蛇药）；蛇药还可对付蜈蚣咬伤、黄蜂蜇伤等。

以上各种药品，不一定每次去野外时都要齐备，应根据目的地、活动性质、活动日程、参与人数等酌情选用或加减。如参与人数较多、目的地较远、活动时间较长、野外环境复杂，宜尽可能准备较多而齐全的药品。组织者可根据实际情况进行合理安排，将具体的采购和携带药品的任务分配到多人身上。参与活动者如有具备执业资格和能力的医生，则可酌情携带预计有可能用到的处方药品。

第二节　常见病症——预知可能的不适

一、恶心

恶心是上腹部不适、紧迫欲吐的感觉，迷走神经兴奋的症状，如皮肤苍白、出汗、血压降低及心动过缓等。

二、呕吐

呕吐是将胃或部分小肠的内容物,经食管口腔排出体外的现象,常分为三个阶段,即恶心、干呕、呕吐。恶心常为呕吐的前奏,但二者均可单独存在。

餐后近期呕吐,如为集体发病,最多见食物中毒;餐后即刻呕吐,常见于精神性呕吐;餐后较久呕吐,常见于幽门梗阻。

呕吐伴有腹痛、腹泻,常见于急性胃肠炎或细菌性食物中毒、霍乱等;伴右上腹痛甚至发热、黄疸,常见于胆囊急性炎症等。

三、头痛

头痛是指额、顶、颞、枕部的疼痛。头痛可见于多种疾病,例如全身感染性疾病多伴有头痛,精神紧张和过度疲劳也会头痛。

急性起病伴有发热者,常为感染性疾病所致。

四、晕厥

由于一时性广泛性脑供血不足所致的短暂意识丧失状态,叫作晕厥。

体位性低血压表现为体位骤然改变时晕厥,主要是蹲卧位突然站起时发生。

伴有面色苍白、出冷汗、恶心、乏力等自主神经功能障碍者,多为低血糖性晕厥。

五、眩晕

眩晕是患者感到自身或周围的事物环境有旋转或摇动的一种主观感觉障碍,常常伴有客观的平衡障碍。

眩晕伴有恶心呕吐,多见于晕动病(即晕车、晕船等)和梅尼埃病。

六、咳嗽

咳嗽是一种保护性的反射动作,通过咳嗽可以有效清除呼吸道的分泌物或进入呼吸道的异物。

最常见于呼吸道疾病。呼吸道各部位,如咽、喉、气管、支气管、肺泡等,受到刺激性气体(冷热空气、氯气、溴、酸、氨等)、粉尘、异物、炎症、出血与肿瘤等因素的刺激,均可产生咳嗽。

七、发热

正常人的体温受体温调节中枢的调控,通过神经、体液等因素使产热和散热过程呈动态平衡,保持体温在相对恒定的范围内。当机体在致热源作用下或各种原因引起体温调节中枢功能障碍时,体温会增高,超过正常范围时,就是发热。37.3 ℃~38.0 ℃为低热,38.1~39.0 ℃为中度热,39.1~41.0 ℃为高热,41.0 ℃以上为超高热。

感染引起的发热最常见。

八、腹痛

腹痛多数由腹部器官疾病引起,也可由腹腔外器官或全身性疾病引起。

常见引起腹痛的腹部原因包括腹腔器官急性炎症、空腔脏器阻塞或扩张、脏器扭转或破裂、腹膜炎症等。

胃痛常位于左上腹;十二指肠痛及胰腺痛常位于中上腹;胆囊炎、胆结石、胆管炎、肝炎、肝脓肿等疼痛常位于右上腹,其中胆囊痛主要位于右侧锁骨中线与肋缘交接点(胆囊体表投影位置);膀胱炎、盆腔炎和异位妊娠破裂等常为下腹痛;急性阑尾炎常由上腹痛开始,转为脐周痛,最后定于右下腹(麦氏点),伴压痛和反跳痛;慢性妇科炎症常为腰骶部酸痛;急性妇科炎症常为下腹剧痛;泌尿系结石可为侧腹部疼痛,并可向会阴部放射。胆囊痛可向右侧背部放射,胰腺痛可向左中侧背部放射,十二指肠痛亦可向背部放射。

突发上腹部剧烈刀割样或烧灼样痛,常为胃、十二指肠溃疡穿孔;中上腹持续疼痛并阵发加剧,常为胃炎和胰腺炎;胆结石、泌尿系结石常为阵发性绞痛,使人辗转反侧;剑突下阵发性转顶样疼痛常为胆道蛔虫;持续的、广泛的腹痛伴腹肌紧张,常为弥漫性腹膜炎;胀痛或隐痛常为肝大(如肝炎、脂肪肝等)、脾大等引起的实质器官包膜牵张。

九、腹泻

排便次数增多,粪质稀薄或带有黏液、脓血或未消化食物等,叫作腹泻。

引起腹泻的原因主要为胃肠道疾病,如由病毒、细菌、真菌、原虫、蠕虫等感染引起的肠炎,服食毒蘑菇、河豚、鱼胆等也可引起腹泻。腹泻伴重度失水,常见于霍乱、细菌性食物中毒等;腹泻伴发热,可见于急性细菌性痢疾、伤寒或副伤寒等。

第三节　水与食物——把握生命之源

一、水

水是生命之源,所有生物都依赖水存活。人在旅途,水是最可宝贵的。没有食物,正常人平均能存活3周,而没有水,3天也活不了。人体的75%是水,水使人体维持恒温,使肾脏行使排泄功能,使头脑保持清醒,使心脏正常跳动。但体液是有限的,身体消耗的水分必须及时得到补充,否则健康和工作效率都无从谈及。因此,无论在何种生存环境下,水都是必须优先考虑的。随时注意保存珍贵的水,尽最大努力去寻找水源。

（一）寻找水源

俗话说,"人往高处走,水往低处流",因此,首先应该到山谷底部去寻找水源。如果谷底没有溪流或积水,可在长有茂盛的绿色植物地带试着向下挖,植被下或许就有水源。在干涸河床和沟渠下面很可能有泉眼,尤其是沙石地带。除高山融雪外,在山区寻水应沿着岩石裂缝去找,在岩石的断层间很可能会发现积水或泉眼。如果在海边,则应在最高水线以上挖坑,尤其在沙丘地带,很可能会有沉滤的淡水浮在密度较大的海水层上,虽然稍有盐味,但可饮用。

就水质来说,流动的水源最理想。池塘的水最好煮沸才饮用。富含矿物地区的水常会是碱性的。沙漠里一些无活水源头的死湖会逐渐形成盐湖,湖水只有蒸馏后才能饮用。对无任何绿色植物在周围环境中生长的池塘或周围出现动物残骨的其他水源要保持警惕,这些水源可能已被化学物质所污染。

在找不到合适的水源时,可以采用下列方法获取饮用水:

(1) 收集雨露。在地上挖个洞,四周用黏土围住,再铺上一层帆布或金属材料,可以有效地收集雨水。也可以下雨时在树干上挖孔,插入竹筒,雨水沿筒聚流,用容器接住。也可用长布条沿树干缠绕,雨水沿布条引入容器。

在昼夜温差大的地区,晚间会有很多露水。可将金属板夜间放置在露天,待水珠凝结时再揩抹收集起来。

(2) 日光蒸馏器。在地面挖坑,坑底放一容器,在坑上悬一张塑料膜,使成弧形。阳光能升高坑内潮湿土壤和空气的温度,蒸发出水汽。水汽与塑料膜接触遇冷凝结成水珠,下落到容器中。这种方法适用于沙漠或者昼夜温差大的地区,也可用于从有毒或污染水中收集蒸腾凝结水。当然,如果随身携带有蒸馏器,是再好不过的了。

(3) 冰雪化水。熔冰比熔雪容易。同样的热能,前者能产生双倍的水量。如果只能用雪,应先熔化小块雪在罐子里,然后逐渐增加。否则底部先融化的水会被上面的雪浸吸,产生的中空不利于传热,甚至会把锅烧坏。海上冰块含盐高,化成水也无法饮用。年代古老的冰含盐较少,由于气候交替的影响,古老冰块边缘不那么光滑。一般呈天蓝色。

(4) 从植物中取水。若一时无法找到水源或水源不洁时,可设法从植物中取水。

集水植物:呈中空状的杯型植物中常贮有水。它们多寄生在高大乔木的枝干上。粗大叶阔、多生果实的树多藏水丰沛。日落后用利器在树上挖洞,黄昏后即有水流出。

第六章 野外生存

竹子中空的节间内常含少许水分,干栽的竹子含水更多,尤其是年老发黄的茎秆。可在每一节的顶部剖一"V"型口,将竹竿倾斜便可倒出水来。雨后采水更适宜。

藤本植物:富含水分的藤本植物多分布在海拔800米以下的溪畔和潮湿地带。先将水藤茎的顶端切割一段,即有水汩汩流出,流尽后再往上切割一段,水又源源流出。饮用时最好让汁液滴落入口中,而不要用嘴去吮吸,否则会造成皮肤痛痒。切记并非所有藤本植物的水汁都可饮用,若砍断时流出乳白色浓液,多半含毒。

棕榈:椰子汁富含水分。未熟小椰子可食,成熟椰果的汁液解渴清凉,可治便秘消化不良诸症,饮用过多会引起腹泻。

扁形棕榈和夏柏榈都富含可口甜味的树汁。折弯开花的枝茎至顶端砍断,便有浓稠汁液流出。夏柏榈的嫩枝从基部长出,可从地面水平砍起,以免爬到树干上部才够得着枝茎。

仙人掌:仙人掌类植物的果实和茎干都蕴含丰富水分。切去顶部,汁液即从切口流出,然后捣碎果肉吸取汁浆。有些种类的汁液无色无味,有些则难以下咽。注意避开仙人掌刺,粘上皮肤后很难去除,尤其是那些纤如毛发的棘刺,更会使人疼痛难忍,甚至引起感染。如果汁液为乳白色,表明可能有毒,切勿饮用。

(5)利用动物寻找水源。

动物足迹:留意跟踪动物的足迹经常会找到水源。绝大多数哺乳动物要定期补水。食草动物通常不会远离水源,因为它们早晚都需要饮水。食肉动物饮水一次则可以维持较长的时间,在它们附近不一定就有水源。

昆虫：昆虫是很不错的水源指示者。尤其是蜜蜂，水源通常离蜂巢至多不超过6 500米。蚂蚁也离不开水，一队爬行的蚁群很可能是去地下蓄水处饮水，即便在不毛之地也可能有这样的饮水处。

（二）水的净化和消毒

水对人的生存至关重要。然而，不洁净的水常会带有致病菌，还可能含有重金属盐或有毒矿物质。所以当你找到水源后，即便极度干渴也不要急于狂饮。应根据当时的环境条件，对水源进行必要的净化和消毒处理，以避免因饮水而染上疾病或中毒。

对水的净化有几种简便可行的方法：

（1）煮沸法。在海拔2 500米以下的地区，把水煮沸5分钟，是对水进行消毒的好方法。

（2）渗透法。如果水源漂浮异物或水质浑浊不清，可离水源3～5米处向下挖一个坑，让水从沙石、泥土的缝隙中自然渗出。然后轻轻将渗出的水舀出，倒入存水容器中。

（3）过滤法。如果水源周围的环境不适宜挖坑，找一塑料袋，将底部刺些小眼儿，或者用衣物之类的棉制品，也可用饮料瓶，去底后倒置，再将瓶盖扎几个小孔，然后自下向上依次填入2～4厘米厚的无土质的干净细砂、木炭粉5～7层，压紧按实，再将不洁净的水慢慢倒入自制的简易过滤器中，待下面有水溢出时，即可用容器将过滤后的干净水收集起来。

（4）沉淀法。在水中放入少量的明矾或捣烂的木棉枝叶、仙人掌、榆树皮，搅匀后沉淀30分钟，轻轻舀起上层的清水，不要搅起已沉淀的浊物。

（5）净化法。有一种国产的饮水净化吸管，形同一枝粗钢笔,非常轻便实用。经它净化的水无菌、无毒、无味、无任何杂质,不经沸煮即可饮用。还有一些从国外进口的净水器,体积小效果好,能在浑浊的污水中过滤出可饮用的纯净水。

一般说来,除泉水和井水可直接饮用外,其他水源不管是否经过渗透、过滤或沉淀,都最好进行消毒处理后再饮用。

(三)缺水自保

极度缺水时,为使水分消耗降至最低程度,可以采取以下措施:

(1)多休息,少活动。

(2)不要抽烟。

(3)待在阴凉处,切莫躺在热腾腾的地面上。

(4)不进食或尽可能少进食。如果身体得不到水分,体液会从要害器官转移以便消化食物,这会加速脱水。脂肪很难消化,需要大量水分。

(5)不要饮酒,那样会使器官消耗大量水分。

(6)少说话,尽量不用嘴而用鼻呼吸。

二、食物

人体需要食物提供热能和营养。如果缺乏食物和相应的营养,将难以维持人的正常体温,更难保证在过度劳累或受伤后身体得到完全的恢复。

对于长期野外生存来说,不能光依赖容易获取的食物,营养成分的均衡也至关重要。如果驻扎在野兔繁多的地带,可能导致你死亡的不是恶劣的外部环境,而是因长期食用兔肉导致的营养缺陷综合征。因此,生存者寻觅食物时,既要保证日常生理活动所需消耗的能量,也要注意合理均衡的营养成分,包括糖类、脂肪、蛋白质、矿物质和其他微量元素以及维生素等。

(一) 合理均衡的营养成分

1. 能量需要

即便不从事任何体力活动,要保证基础代谢,每人每小时至少也需要消耗 70 卡路里的热量。最简单的日常活动使人平均每小时要消耗 2040 卡路里的热量。卡路里是热量单位,1 卡路里代表将 1 升水的温度升高 1 ℃所需的热能。不同食物所含的热量不尽相同。如果食物稀缺,应尽可能减少活动,放松心态,不要浪费人体所贮存的能量。

2. 糖类

食物的大部分营养成分为糖类,是能量的主要来源。不仅体力劳动,人体的生理活动以及神经系统的运转都离不开它。人体很容易把糖类消化并转化生成能量,这一过程也不需消耗过多的水分。它还可以阻止酮类化合物的生成,避免饥饿状态下体内过度分解脂肪,从而防止消化不良、呕吐恶心等不适症状。糖类也有两大缺点:不含有维生素 B,可能引起便秘。

自然界存在两大类糖类:① 蔗糖,存在于果汁、糖浆、蜂蜜和各种水果之中;② 淀粉,存在于植物根茎和谷物之中。淀粉颗粒不易溶于凉水,但加热会使之溶化,所以最好烧熟吃。

3. 脂肪

脂肪是能量的一种主要来源,分解时能提供双倍于糖类的热量。由于它不溶于水,在被人体吸收前需要很长的消化过程,而且需要充分的水分。脂肪能产热隔热以维持人体的正常体温，具有保护器官组织、润滑消化道、贮存能量等功能，存在于各类动物、蛋类、奶类、坚果以及某些种类的植物和真菌中。

4. 蛋白质

蛋白质是组成有机体的基本成分，是唯一富含可吸收氮的食物来源，因此对有机体生长和代谢是不可缺少的。蛋白质的主要来源包括肉类、鱼类、蛋类和植物中的谷类、豆类和坚果等，真菌类也是蛋白质的重要来源，某些植物根茎和蔬菜含有少量蛋白质。动物蛋白含有人体所必需的所有氨基酸，而植物类食物则不能提供全部的氨基酸。

如果食物中缺少碳水化合物和脂肪，蛋白质可以分解产热，但会牺牲人体的其他需求。

5. 矿物质

人体所需的矿物质包括大量元素钙、磷、钠、氯、钾、锰和少量元素铁、氟、碘等。这些矿物质在人体行使正常的生理功能中发挥各自不可缺少的作用。例如，钙是骨骼和牙齿生长所必需的，同时它也参与肌肉运动和血液凝结等生理功能。

6. 维生素

对防治疾病，维持人体正常生理功能具有极其重要的作用。它共有约 40 种，其中 12 种是人体所必需的。许多植物类食品都含有维生素。皮肤暴露在阳光下可以合成维生素 D，人体小肠里的细菌也可以合成维生素，其他种类的维生素就只能从体外获取。脚气病、坏血病、佝偻病和糙皮病都是由于缺乏维生素所致。

7. 盐

正常条件下，每人每天至少需摄入 10 克盐。如果盐的排出量大于摄入量,人体就会出麻烦。排汗和小便都会带走盐分,所以天气越热,盐分损失也就越多。体力劳动也会增加盐的消耗。

人体缺盐时,会出现肌肉痉挛、头晕目眩、恶心和疲惫乏力等症状。日常饮食一般可以补充。极端情况下,为补充盐分,可以在饮水中按一升水添加1/4汤匙盐,溶解后喝下,人体组织会很快吸收。也可以将救生包里带的盐片捣碎,加适量水溶解。不要整片吞服,这样会使胃部难受,还有损肾脏。

在野外生存时,可以通过下面的途径获取盐:

(1) 如果身处海岸或在海上,可随时从海水中得到充足的盐分。不过千万不能直接饮用海水,应该先用淡水将它稀释,再通过蒸发海水,得到盐块结晶。

(2) 如果身处没有人烟的内陆地区,要得到盐分可能会困难一些。任何哺乳动物都需要吸收盐,注意观察它们的行踪可以找到盐。非洲象有时甘冒风险探入幽深的洞中,只是为了舔食洞壁的盐分。在牧区,可以找到被牛舔过的盐渍地。不过此时你已经接近文明之地,不会再继续缺盐。

(3) 有些植物也含盐,如北美洲的核桃树根、东南亚的夏柏桐根。将树根烧烤至所有水分都被蒸发,可析出黑色的盐晶。

(4) 如果不能直接找到盐,也可以尝试间接方法。动物血液在任何时候都不要随便抛弃,因为这也是矿物质元素的来源。

8. 微量元素

人体所需的微量元素包括锶、铝、砷、金以及其他需量极微的化学元素,它们在体内的确切功能还尚未得到科学的清楚解释。

(二) 采食野生植物

可食野生植物,包括可食的蘑菇、野果、野菜、藻类、地衣等。对可食野生植物的识别是野外生存知识的主要内容,有着重要的实用意义。在特殊的生存条件下,野生植物是主要的应急食物。我国地域广大,寒、温、热三带气候俱全,而大部分是属于温暖地带,适合于各种植物的生长,其中能食用的就有 2 000 种左右。野生植物的营养价值很高,含有多种维生素。

采食野生植物的最大问题是如何鉴别有毒与无毒。最简单的办法,将采集到的植物割开一个口子,放进一小撮盐,然后仔细观察这个口子是否变色,通常变色的植物不能食用。

1. 蘑菇

蘑菇(菌)在我国分布很广,是人们喜爱的一种食品。通常食用的有香菇、草菇、口蘑、猴头菌、鸡扒等。蘑菇一般的吃法是炒食或做汤,也可用火烧烤后沾盐食用,别具风味。外形特殊,易于识别的食用蘑菇有:

(1) 猴头菌:别名刺猬菌、发状猴头菌。全国各地均有,生于栎、胡桃等阔叶树种的立木及腐木上,或生在活立木的受伤处。食前,洗净切碎,炒食或做汤,也可晒干备用。药用能利五脏,助消化。形态:形如猴子的头,故名猴头。新鲜时呈白色,干燥后变为淡褐色,块状,直径 3.5~10 厘米。基部狭窄;除基部外,均布以肉质、针状的刺,刺直伸发达,下垂,长 1~3 厘米。

(2) 鸡扒:别名鸡菌、鸡肉丝菇(台湾)、伞把菇。主要分布在我国江苏、福建、台湾、广东、四川、贵州等省,以云南为最多。这种菌在雨季从地下白蚁窝上生出。食法与猴头菌同。形态:刚出土时,菌盖呈圆锥状,伸展后中央具一乳突(形如鸡嘴),直径3~20厘米或更大。潮湿时有黏性,表面平滑,呈微黄色,乳突部分呈褐色或呈花皮状,往往辐射状地开裂。菌肉、菌摺白色,摺宽5~15厘米,呈不规则形。菌柄白色至灰白色,地下部分呈褐色至黑色,表面平滑,肉质,易于开裂,长3~20厘米,直径1~2.5厘米,基部膨大处可达3.5厘米。

(3)竹荪(竹参菌):产于我国西南各地的竹林中。竹荪形态奇特,别致有趣,海绵状的菌柄上生有洁白的网状菌裙。人们形象地称作"穿裙子的小姐"。

2. 野果

我国地大物博,南北方的山野灌木丛中都生长着许多可食的野果。例如,生长在低山丘陵常绿阔叶灌木丛中的桃金娘,山地落叶灌木丛中的山桃、胡颓子,石灰岩山地落叶丛中的小果蔷薇,河谷落叶灌木丛中的沙棘、沙地、灌木丛中的山荆子、稠李等,以及山樱桃、山柿子、猕猴桃、酸藤果、棠梨、坚果等。夏、秋两季这些都可以生食充饥。如无识别可食野果的经验,可仔细观察鸟和猴子都选择哪些野果、干果为食,一般来说这些食物对人体也是无害的。

3. 野菜

采食野菜的加工方法很重要,加工的目的主要在于去毒和去味。食法有生食、炒食或蒸食,还可煮浸。

(1)生食。已知无毒并具有美味的野菜,如苦菜、蒲公英、小根蒜等。将野菜清洗干净,用开水烫过即可加调味品食用。有些无毒、组织柔嫩的野菜,如马齿苋、托尔菜等,可用开水烫或煮开3~5分钟后捞出,挤出汁液后,加入调味品凉拌吃,可除去苦涩味。

(2)直接炒食或蒸食。已知无毒和无不良味道的野菜,如刺儿菜、荠菜、野苋菜、扫帚菜、扁蓄、鸭跖草等,将嫩茎叶清洗干净。切碎后即可炒食做菜,或加入主食中做粥、馒头、包子馅。

(3)煮浸。对于一些具有苦涩味,并可能具有轻微毒性的野菜都可采用这一方法。例如,水芹、珍珠荣、蒠菜、龙芽草、杨梅等。采摘嫩茎叶洗净后,在开水或盐水中煮5~10分钟,然后捞出,在清水中浸泡数小时,不时换水,浸泡时间随野菜的苦味大小而定,必要时可过夜。然后即可炒食或与主食配合做馒头、窝头等。

4. 海藻

我国漫长的海岸和岛屿生长着许多海藻,如绿藻、红藻、褐藻。海藻一般对人体无害,相反大多数藻类对人体有益,人们常吃的紫菜即是其中之一。海藻类食用的加工方法与野菜类似。海藻易于采集,但应选择那些附着在礁石上或漂浮在水中的。海滩上的海藻因时间过长可能会腐烂、变质。

(三)不能生吃的食物

在野外活动时,主要食物是随身携带的干粮和就地取材的新鲜蔬菜瓜果。很多蔬菜瓜果既可熟吃也可生吃,但有些却只能熟吃,否则容易中毒。下面介绍常见的几种不能生吃的食物。

1. 青番茄

青番茄中含有生物碱(龙葵碱),这种成分会导致中毒。龙葵碱有类似皂苷的作用,能溶解血细胞,对胃肠道黏膜有较强的刺激作用,对呼吸中枢有麻痹作用,并能引起脑水肿。中毒后可出现头痛、腹痛、呕吐、腹泻、瞳孔扩大、心跳先快后慢、精神错乱、昏迷等症状,检查时血象可能升高。食入过多而未及时就诊甚至可能危及生命。

2. 四季豆

又称豆角、芸豆。未炒熟的四季豆中含有皂苷,皂苷的毒性主要是对局部有强烈刺激作用,并能抑制呼吸、损害心脏、造成溶血。人食用未炒熟的四季豆后易中毒,中毒症状类似于青番茄的龙葵碱引起的症状。生四季豆中还有叫作凝集素的毒性物质。

3. 鲜金针菜

又称黄花菜。鲜金针菜中含有有毒成分秋水仙碱。秋水仙碱是痛风性关节炎急性发作期的特效药物,也可以治疗肿瘤、白血病、血清病等,但是它的毒副作用非常大,可引起食欲减退、恶心、呕吐、短暂性腹痛和腹泻等消化道症状,长期用药还可引起肌无力、脱发、心悸、急性肌病、粒细胞或血小板减少、骨髓抑制或再生障碍性贫血、女性痛经或闭经、孕妇畸胎、男性精子减少或消失、横纹肌溶解、慢肌病及神经病变等。大剂量或误服过量可引起腔、咽喉、胃部烧灼感,吞咽梗阻感以及恶心呕吐、肠绞痛、水样腹泻或血性腹泻、血尿、少尿、发热、皮疹、严重电解质紊乱、代谢性酸毒、脱水、感染、休克、白细胞减少或增多、抽搐、疖痈、上行性麻痹、广泛血管损伤和肝肾功能衰竭。死亡主要是由于呼吸抑制、心源性休克或骨髓抑制。有报道称超过7毫克秋水仙碱可致死。

4. 鲜木耳

鲜木耳中含有一种光感物质卟(啉性物质),人食用后会随血液循环分布到人表皮细胞中,受太阳照射后,会引发日光性皮炎(蔬菜日光性皮炎)。这种有毒光感物质还易于被咽喉黏膜吸收,导致咽喉水肿。中毒后可出现脸部水肿、手足水疱、面颈部鲜红色丘疹、鼻涕眼泪分泌增多、呼吸急促等表现。

5. 鲜蚕豆

有些人由于遗传因素,体内先天性缺乏一种叫作葡萄糖六磷酸脱氢酶(G6PD)的物质。这类人食用鲜蚕豆后可发生急性溶血性贫血,叫作"蚕豆病"。主要症状是全身乏力、贫血、黄疸、肝肿大、呕吐、腹痛、发热等,严重者可抽搐、休克、昏迷,偶可致死。有家族史者必须注意。

6. 鲜咸菜

新鲜蔬菜都含有一定量的无毒的硝酸盐,在盐腌过程中,它会还原成有毒的亚硝酸盐。一般情况下,盐腌4小时后亚硝酸盐开始明显增加,14~20天达到高峰,此后又逐渐下降。因此,要么吃4小时内的暴腌咸菜,否则宜吃腌30天以上的咸菜。食用含亚硝酸盐较多的鲜咸菜可引起"肠源性紫绀",亚硝酸盐还会与食品中的仲胺结合形成致癌的亚硝胺。

7. 鲜海蜇

新鲜海蜇的刺丝囊内含有毒液,毒素由多种多肽物质组成(捕捞海蜇或在海上游泳的人,接触海蜇的触手会被蜇伤,引致红、肿、痛、热)。只有经过食盐加明矾盐(俗称三矾)清洗2次,使鲜海蜇脱水2次,才能让毒素随水排尽。加工后的海蜇呈浅红或浅黄色,厚薄均匀且有韧性,用力挤也挤不出水,这种海蜇方可食用。人们到海蜇产地旅游,会遇到兜售不经处理或只经1~2次盐渍处理的海蜇,需谨慎。

8. 生鸡蛋或半生鸡蛋

鸡蛋易被沙门菌污染。沙门菌不但可污染蛋壳,也可穿过蛋壳污染鸡蛋内部。法国1996—2005年5 847例集体中毒案例中,有64%是由沙门菌引起,而由沙门菌引起的中毒案例中,有59%是由吃生的或半生的鸡蛋引起。伤寒沙门菌导致伤寒、副伤寒;非伤寒沙门菌引起的感染则有多种表现,分为胃肠炎型、类伤寒型、败血症型、局部化脓感染型。

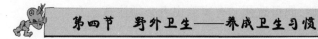

第四节 野外卫生——养成卫生习惯

良好的卫生习惯是预防感染和疾病的重要条件。野外生存条件下这一点尤为重要。

每天用热水和香皂洗淋浴是最理想的,如条件不允许也可用毛巾和肥皂水擦洗,尤其要注意擦洗脚、腋下、胯和头发这些容易滋生寄生虫和易受感染的部位。如果缺水,就干脆空气浴。尽量脱去衣物,将身体暴露在阳光和空气中至少1小时,但要小心别被太阳灼伤。如果没有肥皂,可以用灰或沙代替,或者用动物脂肪和木屑渣来土制肥皂。

个人卫生尤其要注意:

(1)保持双手清洁:手上的细菌会污染食物,感染伤口。在拿食物、餐具或饮水前,都要洗手。保持指甲整洁,别用嘴咬手指。

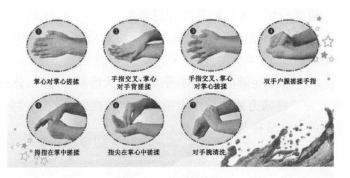

图6-1 七步洗手法

（2）保持头发清洁：头发可能会成为细菌、跳蚤、寄生虫的栖息地。保持头发干净，梳理整洁会有助于避免虫媒骚扰。

（3）保持衣物清洁：尽可能让衣物和卧具保持洁净，以减少皮肤感染和滋生寄生物的危险。外套脏了要清理。每天穿干净的内衣和袜子。如果缺水，可将衣物抖一抖，在露天或阳光下吹晒2小时。睡袋每次用过后，将里面翻开，使它松软，再加以晾晒。

（4）保持牙齿清洁：每天至少刷一次牙。没有牙刷，可以找一根20厘米长、1厘米宽的细枝，嚼其一头，分出纤维。或者用布条缠在手指上，清洗牙齿。还可以用少量的沙、碳酸苏打、盐或肥皂来刷牙，然后用水清洗。

（5）护理好双脚：穿鞋前先把鞋清理一下，垫鞋垫，穿尺寸合适的袜子。每天要洗脚，做按摩，修整脚指甲，检查是否有水疱。

如果脚长水疱，不要刺破表皮。可在周围塞填充物，减少压力和摩擦。如果水疱胀裂，就当外伤处理，每天清洗包扎。对大的水疱，为避免爆裂或压出水，引起疼痛和溃疡，可在清洗后用消毒过的针线穿过水疱,将针取下,线的两头留在水疱外引流,让线吸收疱内水汁,然后在水疱周围加衬垫。

(6)保证足够的休息时间:最好每天活动1小时,休息10分钟。将脑力活动与体力活动经常转换,学会在不利条件下的自己放松与调节。

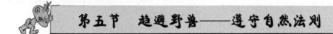 第五节 趋避野兽——遵守自然法则

在野外生存的环境中,不能忽略来自动物的威胁。我们应尽量避免与狮子、熊之类的大型凶猛动物相争,包括一些长着角爪的、笨重的食草动物。同时,也不能忽略一些不起眼的小动物,它们往往会给野外旅行的人们带来意想不到的危害。

一、避开凶猛动物

在野外,当有兽类向你逼近时,首先应迅速强迫自己冷静下来,正视它的眼睛,让它看不出你下一步的行动。

保持警惕,不要主动发动攻击,否则会暴露自己。切莫背对对方,在自然界中这样做等于表明你是被猎者。应该面对来者,慢慢向后退,同时不能让它看出你想逃跑。在自然界中,某些动物后退时表示它准备发起攻击,兽类都知道这一点。如果它跟进则应立即停止后退。注意,后退时一定要匀速慢慢地走,即使对方没有跟进,也不要快跑,因为这是野生动物的天下,它可以轻易地追上你。你快跑等于表明自己是被追击的对象。尽可能不要上树,除非你没被

发现,或者你自信后援能及时赶来。上树等于自断退路,兽类最善于等待。

如果野兽不认为你是食物,并且发觉你不会对它造成伤害,观察一下之后它就会离开。你要做的就是想办法让它明白这两点。当然,对不同的兽类应有不同的对策。

(一) 熊

熊一般不会主动伤人,在它眼里,人并不好吃。通常熊只在两种情况下主动袭击人类:你站在母熊和小熊之间;你站在熊和熊的食物之间。所以当你在有熊出没的地方行进时,最好带上铃铛,要么吹口哨,熊听见后,知道是可怕的人类来了,自然会躲开。记住,童话寓言中所说的"趴地上装死"是绝对行不通的。

(二) 狗

一般来说狗都很可爱,只要你不去惹它就不会咬你,但疯狗除外。当你在路上看见有垂头丧气、伸出舌头的狗时,一定要远离它。如果有狗向你追来,马上蹲下,并捡起石头扔过去。实际上你只需要紧急"蹲下"即可,不管有没有石头都蹲下,狗马上就会跑开,除非是警犬。

(三) 狼

狼是最危险的动物。一头狼并不可怕,但狼大多是群体活动。如果在行进中发现只有一头狼,千万不要轻视它,特别是当它远远跟随的时候。狼很少独自发起攻击,当它认为不能独立获取猎物时,会通知其所在群体,并继续远随猎物之后,在路途中留下记号,吸引更多的狼加入,入夜时分即会发起攻击。所以当发现有狼跟随时,应尽快回到公路或安全营地。狼怕火,可以利用这一点脱险。千万不要以为把跟随的狼消灭即可脱险。相反,这样只会引发狼群的仇恨,当狼群想复仇或想救援被捕捉的狼时,会召集其他狼群一起进攻,直到它们认为有绝对实力获胜为止。这时,就是火也无法让它们退缩。

(四)毒蛇

在野外还没有识别毒蛇的简便方法,这需要近距离的观察和接触。蛇多的地方总会有毒蛇存在,最好避开任何种类的蛇。穿越有毒蛇的地区时,应依照下列要求行事:

(1)行路小心,留意脚下。遇见圆木之类的物体,在没搞清楚前最好一步跨过。

(2)在采摘水果或周围有水时,应近距离看清楚再行事。

(3)不要戏弄、骚扰或挑逗蛇。蛇从不闭眼,你也不知道它是否在睡觉。有的蛇,如非洲毒蛇、眼镜蛇和中美洲大毒蛇,在受困或护卫巢穴时攻击性很强。

(4)可用棍子翻动圆木和石头。

(5)穿着干净的鞋靴,尤其是在晚上。

(6)细致查看卧具、庇护所和衣物。尽管不是普遍现象,但睡梦中的温暖人体偶尔会吸引蛇的到来。

(7)遇见蛇时要镇静。蛇没有听觉,在被你惊动时,一般只要有机会它们都会自行逃逸。

其实被蛇咬并不是因为它们觅食,反倒是在你寻获食物或为安全须杀蛇时尤其要小心。打草惊蛇是人们常用的办法。在潮湿的草丛、林间及灌木丛里,或者大雨前后,常常会有蛇出没。为防备蛇的袭击,应拿一根棍子,边走边打草,使蛇惊吓而逃。野外扎营时,可带上一些雄黄粉,撒在营地四周。如果蛇被惊动并且立起前身准备攻击时,千万不要惊慌,要原地不动,慢慢地拿出手巾之类的东西,抛向别处,将蛇的注意点引开。随后用带叉的长棍灭之,或者避开它。

蛇并非无处不在。人烟稠密的地区一般没有蛇,因为没有可供它生存的环境。世界上没有毒蛇的国家和地区有新西兰、古巴、海地、牙买加、波多黎各、爱尔兰、波利尼西亚和夏威夷。

二、防止小型动物叮咬

昆虫除了蜈蚣和马陆是八条腿,其他昆虫都是六条腿。所有这些小动物因为叮咬和刺伤人而成为害虫。被昆虫叮咬相当疼痛,但除非受害人对某种毒素特别过敏,一般不会有生命危险。甚至最危险的蜘蛛也极少伤人致死,携带扁虫热疾病的反应也非常慢。不管怎样,逃避是最好的自我保护。在有蜘蛛、蝎子的环境中,每天早上都要细致察看穿戴的鞋袜和衣裤。还要查看床铺和掩蔽所。在翻开石头和圆木时要格外小心。

(一)蝎子

蝎子出没于沙漠、丛林、热带森林、亚热带和温带。它们多在夜晚活动。从低于海拔的死亡谷到3 600米高的安第斯山脉都可能发现沙漠蝎子。在潮湿的地方,蝎子呈棕色或黑色,在沙漠中则显黄色或浅绿色。一般的蝎子在2.5厘米大小,有点像小龙虾,长着翘起的、有节的尾巴,顶端带着刺。在中美洲、新几内亚和南部非洲的丛林中也有20厘米大的巨蝎。因蝎子叮咬造成的不幸事故并不常见,受害者多是儿童、中年人和病患者。

(二)蜘蛛

北美褐隐士或提琴背蜘蛛最大的特点,就是背壳上有浅色的提琴形斑点。它们喜好阴暗处。人被叮咬后，一般不会致命，但会使伤口周围的组织变质腐烂，甚至可能因不能治愈而不得不做切除手术；在野外还常发现寡妇蜘蛛，除北美有名的寡妇蜘蛛外，其他的个体小，呈深色，腹部带有沙漏型白点、红色或橘黄色斑点；澳大利亚蜘蛛体大，呈灰或棕色，也叫漏斗网蜘蛛，个儿矮胖、脚短，可以轻易在堆型网上爬上爬下。当地人认为这种蜘蛛会致命。它们通常在晚上出来觅食，应设法避开。

人被咬伤后的症状与寡妇蜘蛛类似，剧痛伴随着冒汗、颤抖、虚弱无力，症状会持续1周；跳舞蜘蛛，体大多毛，因在宠物店常有出售而出名。多产于热带美洲，在南欧也有，伤及人时一般都有痛感，还会注入危险的毒素。有的跳舞蜘蛛有一个餐盘那么大，且有很大的牙齿，用于捕捉食物，如鸟、鼠和蜥蜴。如果人被咬，肯定会疼痛和流血，甚至引起感染。

（三）蜈蚣和马陆

蜈蚣和马陆大多个体小且无害，但热带和沙漠的有些品种体长可达25厘米。有的蜈蚣长有毒刺，当被这类蜈蚣锋利的爪扎破皮肤时，人被感染后极其危险。如果发现有蜈蚣爬在皮肤上，可以顺着它爬行的方向将其刷掉。

（四）蜜蜂、黄蜂和大黄蜂

它们种类繁多，习性各异。蜜蜂多毛，一般体厚，而黄蜂、大黄蜂和"黄夹克"身体细长，几乎无毛。有些蜜蜂种类喜好群体生活，被驯养或野生在洞穴或空树中。还有的蜜蜂如工蜂则喜好单独筑巢于木洞或地里。蜜蜂的危险在于它腹部的须刺。它叮人时，须刺会连同毒液囊从腹部扯出，然后自己死掉。除了杀手蜜蜂，大多数蜜蜂都要比黄蜂、大黄蜂和"黄夹克"温顺，后三者的刺平滑，可以反复发起攻击。

逃避是最好的自我保护。花果茂盛的地方是蜜蜂最爱的去处。在清洗鱼或其他猎物时要小心食肉的"黄夹克"。一般人对蜜蜂的叮咬反应不会太大,2小时后就会痊愈。但对蜜蜂毒液过敏的人会有严重反应,包括过敏性休克、昏睡和死亡。如果用抗组胺剂没有效果,又找不到替代用品,那这对野外生存环境下的过敏患者是非常危险的。

(五)蚂蟥

蚂蟥分旱地蚂蟥和水蚂蟥等多种。旱地蚂蟥一般生长在潮湿、低海拔的地方,多活动在道路边的草丛上。人经过时会惊动它们,第一个人往往无事,后面的人一不注意就会被它的吸盘"粘"住,并很快爬到皮肤上。

防蚂蟥有两种办法。一是防范,即将裤脚扎紧,撒上点风油精,在腿上、手上涂一些万金油之类的刺激性药物。二是干脆挽起袖子和裤腿,让皮肤暴露出来,有蚂蟥叮上就很容易觉察,再大胆用手将其扯下,直至干死。

(六)水蛭

水蛭是吸血生物,类似于蛆虫,多在热带和温带。在水中游泳或涉水时常会遇到水蛭。清洗食物如海龟时也会发现有水蛭。水蛭见缝就会往里钻,露营时要尽可能避开它们的藏身处。行路时将裤腿扎进靴子里。要常察看身上是否有水蛭。若误将水蛭吞吃,会感染肿痛,导致喉咙或鼻孔受伤。对不明情况的水源要煮沸或用化学方法进行处理。

(七)蝙蝠

在中北美和南美洲有真正的吸血蝙蝠。它们个小灵巧,常停留于牛和马的躯体上,或飞落在熟睡的人身上,叮咬后贪婪地舔食血。它们的唾液中含有一种抗凝剂,舔食时血液不会凝固。虽然只有很少的蝙蝠会携带狂犬病毒,但也要注意避开患病和受伤的蝙蝠,尤其在抓捕它们时要避免被咬伤。如果在庇护所中遇上蝙蝠的巢穴,人吸入蝙蝠的粪灰危害极大,因为粪灰携带的许多有机物会引起疾病。吃彻底烹煮过的飞狐和其他蝙蝠类动物不会患狂犬病等疾病。

（八）蜥蜴

毒蜥怪和墨西哥珠饰蜥蜴危险且有毒。毒蜥怪生长在美国西南部和墨西哥,体大,呈深色,皮极粗糙,表面有淡红斑,平均体长35～45厘米,长有厚实粗短的尾巴。毒蜥怪带有毒刺,除非受骚扰,一般不会咬人。墨西哥珠饰蜥蜴与同类毒蜥怪相似,但表面的斑点比毒蜥怪纹路色泽要匀称。它同样有毒,但性情温顺,从墨西哥到中美洲都可以找到。

第六节 心理准备——做真心的英雄

在灾难时,往往面临生存威胁,此时也称生存条件。生存条件下取胜的意志就是"拒绝让步"。顽强、不屈服于面临的困难和压力,将给予你坚持下去,最终走出困境的精神和身体力量。

生存条件的最大敌人便是恐惧和惊慌。主动镇静的心理准备和积极快速的行动反应是摆脱生存威胁的关键。惊慌失措使人难以做出明智的决定,只会浪费时间,丧失良机,使事情变得更糟。

当灾难降临时,要做到临危不乱,果敢坚定,保持清醒的头脑。要有条不紊地进行思考,根据具体环境和条件确

定生存的需求并罗列顺序:

(1) 列出携带或自然所提供的可用工具。

(2) 在紧急中正确权衡利弊,选择最有利的方案。

(3) 以节省能耗和安全为原则,快速展开生存行动,如找水、生火、发出求救信号、搭建帐篷……

在生死的关键时刻,要懂得把握最关键的行动步骤,避免因小失大。如疼痛和发烧是已受伤或身体状态不佳的信号,但为了避免更严重的伤痛甚至死亡,你不得不强忍这份痛苦。如果因严重骨折只躺在原地不动,无疑是等死。要争取生存,必须坚强地从孤立无援之地长距离爬行到能获取帮助的地点。

在生存环境下,减缓心理压力,保持镇静的有效方法如下,可以结合实际,加以应用:

1. 自我暗示法

用积极的自我暗示语"镇静放松""现在情况很正常""我感觉很好""我一定会成功"等进行自我鼓励和自我安慰。这有助于消除紧张恐惧,增强意志力量,使自己保持镇定平衡的心理状态。

自我暗示语要短小精悍,恰逢其时,具有鼓舞斗志和自我命令、自我镇静的作用。当你对自己说"你还有余力,还能够坚持。"就好像自己真的有毅力去行动,无形中使自己成为意志坚强的人。当你做一件可能会引起自己恐惧焦虑的事时,你可以这样暗示自己:"这种感觉虽然可怕,但不足为惧,我可以改变它。""我太惊慌失措了,不必为此大惊小怪,我会克服的。""这没有什么了不起,我一定会迈过这道坎。"另外要把注意力集中在自己的动作上,口里念念有词"上、上、上"或"一、二、三、四……"等,思想专一,使心跳平稳、有力,心情趋于平静。

2. 呼吸松弛法

人在紧张时,用稳定缓慢的深吸气和深呼气方法,可以达到松弛的目的。一般要求连续呼吸 20 次以上,每分钟呼吸频率在 10~15 次。吸气时双手慢慢握拳,微屈手腕,最大吸气后稍屏息一段时间,再缓慢呼气,两手放松,使全身肌肉处于松弛状态。如此重复。注意力要高度集中,排除一切杂念,全身放松。要事先进行自我训练,在实践中自我体会,确定最佳呼吸频率。

3. 想象松弛法

遇到紧张、恐惧和焦虑情绪时,可运用自己充分逼真的想象力,幻想最能使自己感到轻松愉快的生活情境,以此来转换或对抗不良心理状态。例如,想象自己躺在和煦的阳光下,在海边聆听大海的波涛,享受着大自然的美景;想象自己在环境幽雅、景色迷人的公园里休憩,在空气清新的优美环境中感受鸟语花香带来的乐趣,心境会顿觉舒畅。想象的内容最好是亲自经历过的生活情景和自己终生难忘的喜悦心理,或者是自己观看过的最精彩、最激动人心的影视片断。

在遇到压力时,要让积极的内心想象占据头脑,特别是对过去成功经验的回忆,将会增强自己的信心和斗志。还可以想象在克服困难后的快乐,促使你积极投身到实现的生存行动中,坚持到底。

4. 转移注意法

焦虑时,要学会转移注意力,比如看看自然风景、云彩,甚至是搬家的蚂蚁。烦恼时,听听轻松的音乐,跟着大声唱一阵,发泄一下。音乐能减缓心率,提高对环境的耐受力。专注与事无关的某件事物能放松心情,比如全神贯注留意一支铅笔的形状、颜色、重量等,或细品一块巧克力的味道。吃零食能缓解心理紧张,消除内心压力。咀嚼食物可以使人转移对紧张和焦虑的注意,最终使身心放松。闻香也可以释放压力,香油能通过嗅觉刺激或平抑大脑的神经细胞,从而舒缓紧张和心理压力。

有玫瑰花油之类的天然香料最好,闻闻香水也行,如果到鲜花盛开的环境中体会芳香怡人效果就更好。

5. 分析排解法

面对困难,最终还是要正视它。要认识到困难是生活的一部分,不要抱怨,不要怨天尤人,这样只会增加压力和失望。要仔细分析造成困难的客观因素,冷静地寻求解决办法。可以把一张纸对折,左边写可以改变的困难,右边写无法改变的困难。尽力去做能够改变困难的事,对于做不到的事,自己也会有心理承受能力。

要分清轻重缓急。除非十万火急,对无把握的事,在没有深思熟虑前,特别是在情绪难以控制时,不妨先搁置一下,稍缓处理,有时候延缓处理就能减轻许多压力。

主要参考文献

［1］陈旭.各种环境和作业条件下的卫生保健［M］.北京:人民军医出版社,1990.

［2］初元章,曹文献,崔宝善.军人自我保健手册［M］.苏州:苏州大学出版社,2010.

［3］戴九龙,武倩,高蕾.医生在您身边［M］.北京:军事医学科学出版社,2009.

［4］杜汝淼,周传章.市民健康指南［M］.南京:南京出版社,2002.

［5］付作林,周敏,刘忠志.心脏病自诊自疗［M］.北京:军事医学科学出版社,2009.

［6］高展,胡和平.军队卫生知识普及500题［M］.西安:第四军医大学出版社,2004.

［7］郭红卫.营养与食品安全［M］.上海:复旦大学出版社,2005.

［8］皇甫恩,杨胜元.心理卫生［M］.北京:军事医学科学出版社,1999.

［9］李建华.军队干部健康体检指南［M］.北京:解放军出版社,2005.

［10］鲁直.看病也需要智慧［M］.北京:中国妇女出版社,2010.

［11］缪植坚,谢英彪.走出亚健康:亚健康的自然疗

法[M].西安:陕西师范大学出版社,2005.

[12] 石梅初,余永芳,李江.部队健康知识问答[M].北京:军事医学科学出版社,2009.

[13] 孙恩棣.有病不要乱求医[M].重庆:重庆出版社,2010.

[14] 汪启明.健康教育[M].北京:军事医学科学出版社,1999.

[15] 王陇德,郭应禄,徐光炜,等.干部健康手册[M].北京:人民日报出版社,2004.

[16] 吴鼎坤.中老年人养生保健食疗药膳手册[M].上海:上海科学普及出版社,2005.

[17] 吴利平.中老年养生保健1001问[M].延吉:延边大学出版社,2006.

[18] 熊鸿燕.健康生活手册[M].北京:军事医学科学出版社,2010.

[19] 徐贵丽.药师在您身边[M].北京:军事医学科学出版社,2011.

[20] 于泱,唐博恒.军人亚健康防治手册[M].北京:军事医学科学出版社,2008.

[21] 中国营养学会.中国居民膳食指南[M].拉萨:西藏人民出版社,2008.